FLORENCE HEIMBURGER

MEIN LEBEN IN BALANCE

AQUAFITNESS

IM WASSER ZU TOPFIGUR UND MEHR KONDITION

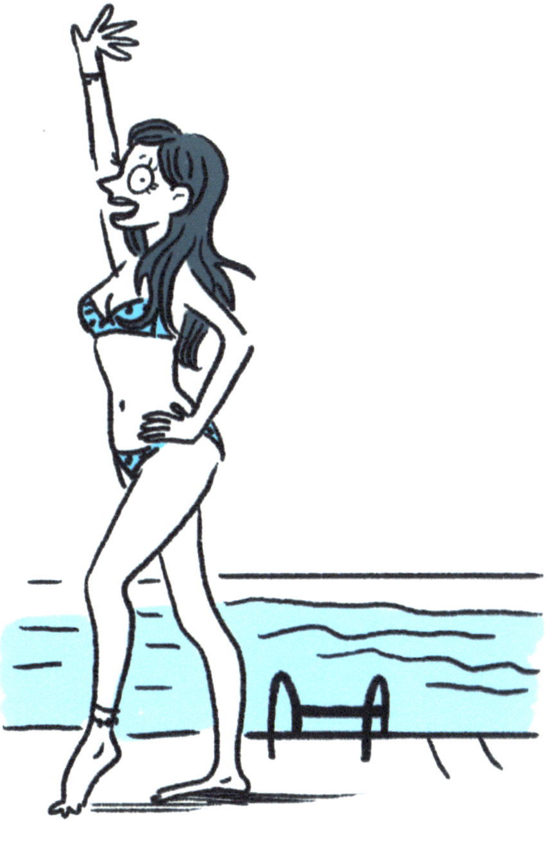

AUS DEM FRANZÖSISCHEN
VON URSULA HELD

ILLUSTRATIONEN
VON ISABELLE MAROGER

L•E•O

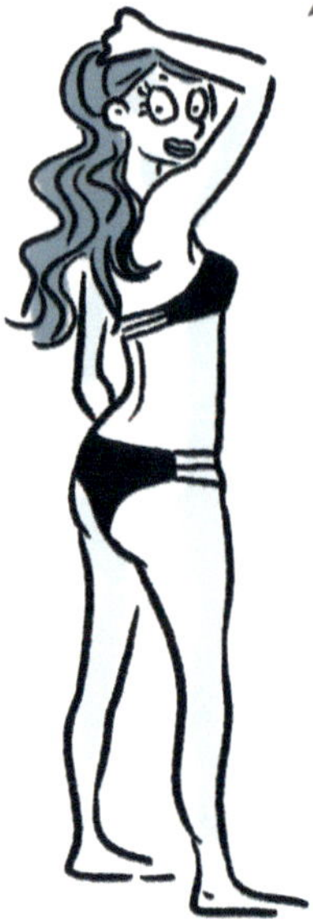

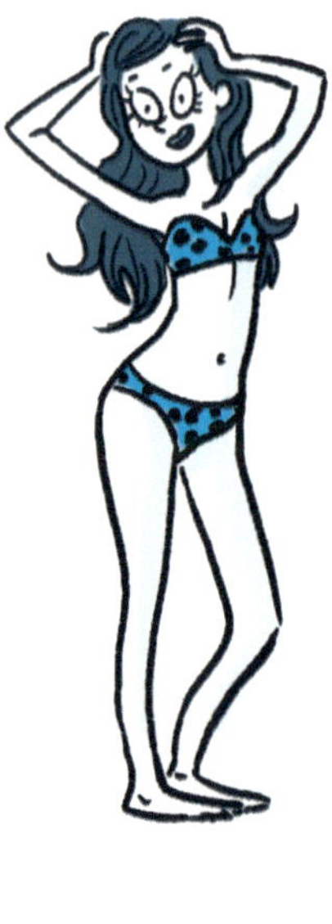

Inhalt

Trendsport mit Spaßfaktor!

Rund 11 Prozent aller Deutschen gehen regelmäßig schwimmen – kein Wunder, denn Schwimmen ist eine Sportart, die das Herz stärkt und die Muskeln trainiert, ohne die Gelenke zu strapazieren. Außerdem wird die ganze Silhouette gestrafft.

Einen Haken hat die Sache allerdings: Das Bahnenziehen wird irgendwann langweilig, der Slalom um die Mitschwimmer zehrt an den Nerven. Außerdem, wie soll man mit der Freundin plaudern oder mit dem Bademeister flirten, wenn man beim Kraulen und Brustschwimmen ständig den Kopf im Wasser hat?

Wie wäre es also mit Wassergymnastik? Der neue Aquafitness-Trend bringt dieselben Vorteile wie das Schwimmen, ohne dass Sie auf Spaß und Gesellschaft verzichten müssten!

Aquafitness ist für jeden geeignet, selbst dann, wenn Sie seit der Schule jede sportliche Betätigung gescheut oder mit Gelenkschmerzen oder Rückenproblemen zu tun haben sollten. Der Grund, warum diese Sportart die Gelenke schont, ist das berühmte »archimedische Prinzip«, das heißt im Klartext, dass der Auftrieb des Wassers dem Körper sein Gewicht nimmt. Außerdem sind die Übungen, mit denen man sich am Boden abmüht, im Wasser viel leichter zu bewerkstelligen! Da es den Bewegungen einen Widerstand entgegensetzt, steigert das Wasser die Muskelarbeit – das fördert den Muskelaufbau und den Abbau von Giften.

Wassergymnastik ist einfach ideal, um sich abzureagieren, den stressigen Alltag abzustreifen, Koordination und Gleichgewicht zu schulen und die Muskeln zu stärken! In diesem Buch begleite ich Sie durch sechs Wochen, in denen Sie Ihre Figur effektiv verbessern werden. **Ich gebe Ihnen 58 Übungen** an die Hand (jeweils zum Aufwärmen, zum Dehnen und für den Muskelaufbau), die Ihre Silhouette straffen und die Kondition steigern werden. Außerdem erhalten Sie Tipps und Rezeptvorschläge für eine ausgewogene Ernährung, denn – Sie ahnen es schon – erst die Kombination aus beidem lässt Sie in absolute Topform kommen.

Also, los geht's! Viel Spaß dabei!

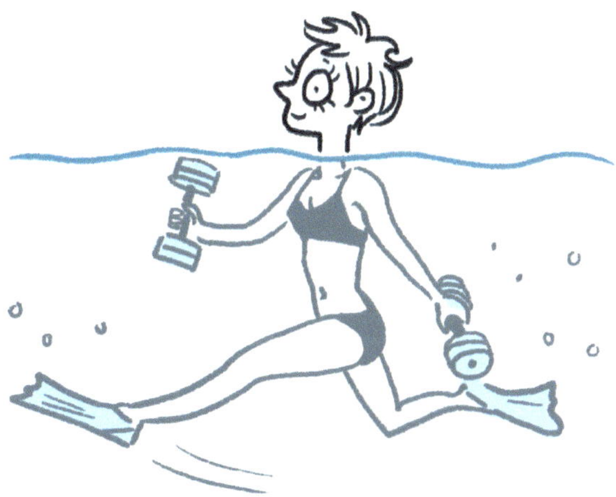

Test: Welches Fitnessprogramm passt zu Ihrer Figur?

Jede Frau hat ihre eigene Figur. Diese kann apfelförmig oder birnenförmig sein, einer Sanduhr oder einem »H« ähneln. Egal, welche Sportart man wählt, diese Silhouette radikal umformen zu wollen macht keinen Sinn, denn es ist unmöglich. Durch speziell abgestimmte Wassergymnastik und die passende Diät lassen sich jedoch die Muskeln straffen, körperliche Vorteile betonen und Problemzonen abmildern.

Welche Aussage passt am besten zu Ihnen?

◆ Ich habe ein Bäuchlein, aber wirklich nur ein kleines.
● Ich habe einen relativ großen Busen, eine schmale Taille und breite Hüften.
▲ Ich hatte schon immer breite Oberschenkel, Reiterhosen und einen ziemlich großen Po.
■ Ich bin schmal und hochgewachsen, ohne ausgeprägte Kurven.

Schlank bleibt bei Ihnen am ehesten …

◆ die untere Körperhälfte.
● der Bereich um die Hüften.
▲ die obere Körperhälfte.
■ eigentlich der ganze Körper.

Welcher Bereich Ihres Körpers geht am ehesten auseinander?

◆ Die obere Körperhälfte
● Obere und untere Körperhälfte.
▲ Die untere Körperhälfte.
■ Ich bleibe mühelos schlank.

Wo nehmen Sie schnell zu?

◆ An Rücken, Brust, Armen und Bauch.
● An der oberen und unteren Körperhälfte.
▲ An Hüften, Oberschenkeln und am Po.
■ Am Po und am Bauch.

Welchen Teil Ihres Körpers würden Sie gerne austauschen?

◆ Den Bauch.
● Den Oberkörper.
▲ Obere und untere Körperhälfte.
■ Den unteren Teil: Po, Hüften und Oberschenkel.

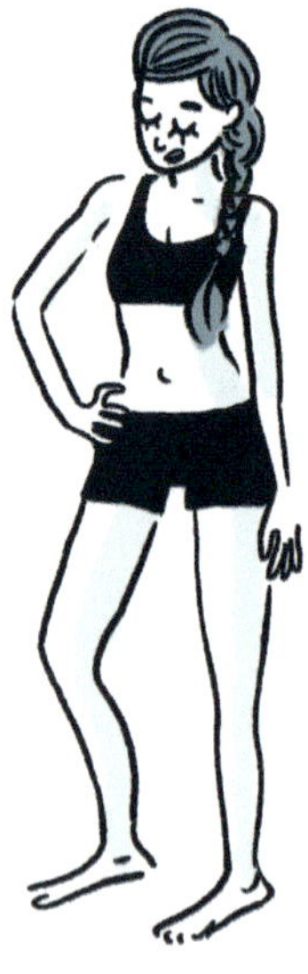

Zählen Sie Ihre Punkte!

▲	●	■	◆

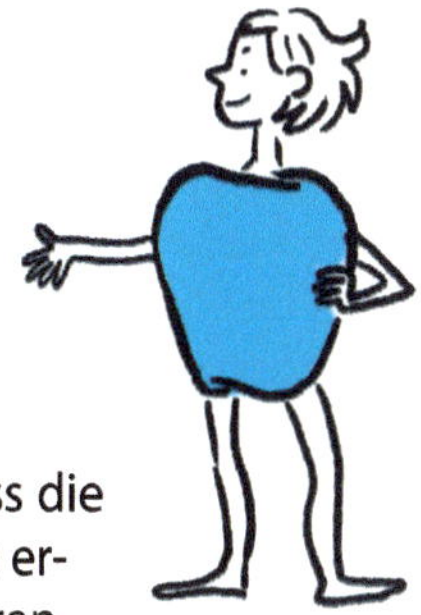

Sie haben vor allem ◆ angekreuzt: Sie haben eine apfelförmige Figur
Sie sind also obenrum kräftiger gebaut, haben einen gut gepolsterten Oberkörper und Bauch, wohingegen Ihre Hüfte schmaler ausfällt. Bei Ihnen sammeln sich überschüssige Pfunde vor allem um die Taille und am unteren Rücken an, gleich oberhalb vom Po.

Ihr Programm: Sie können Ihre Figur straffen und dafür sorgen, dass die Proportionen von Unterkörper zu Brust und Schultern ausgewogen erscheinen, indem Sie die Muskeln der unteren Gliedmaßen trainieren. Bestimmte Wassergymnastikübungen sind geradezu ideal dafür. Halten Sie sich also bereit!

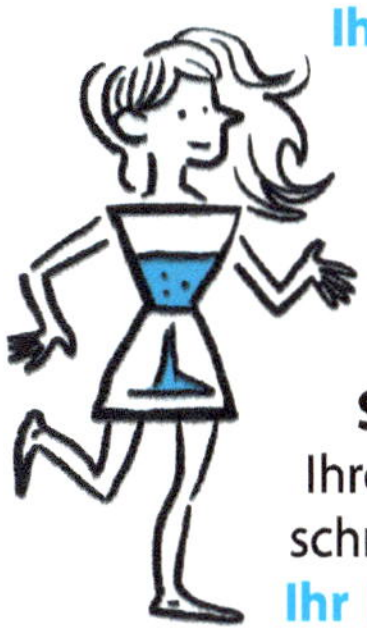

Sie haben vor allem ● angekreuzt: Ihr Körper erinnert an eine Sanduhr.
Ihre Freundinnen beneiden Sie, denn Sie besitzen schöne Proportionen und eine schmale Taille.

Ihr Programm: Wenn Sie aufpassen müssen, nicht zuzunehmen, vor allem obenrum und an den Hüften, sollten Sie sich Übungen widmen, die Herz und Kreislauf anregen und gegen den Widerstand des Wassers arbeiten. Auch einfaches Schwimmen wird Ihnen guttun.

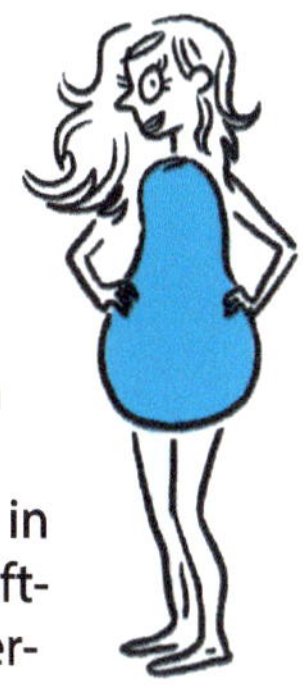

Sie haben vor allem ▲ angekreuzt: Ihr Körper ist wie eine Birne geformt.
Ihre Hüften sind etwas breiter als Ihre Schultern, und der Unterkörper ist generell voluminöser als der Oberkörper. Sie haben sicher kleine Brüste und einen flachen Bauch.

Ihr Programm: Für Sie sind Wassersportübungen geeignet, die den Unterkörper in Anspruch nehmen (Schere, Grätsche, Aqua-Cycling, Aqua-Jogging), und dazu Kraftübungen, die den Oberkörper stärken. Nehmen Sie leichte Hanteln dazu und wiederholen Sie die Bewegungen mehrmals.

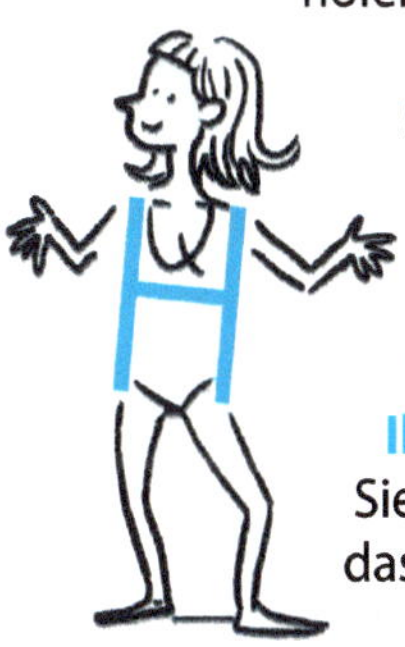

Sie haben vor allem ■ angekreuzt: Ihre Körperform erinnert an ein »H«.
Es besteht kein großer Unterschied zwischen der Breite Ihrer Hüften und Schultern und Ihrem Taillenumfang. Sie sind recht schlank, können aber Polster an Bauch und Rücken ansammeln, während Arme und Beine dünn bleiben.

Ihr Programm: Setzen Sie auf Wassergymnastik, die das Herz stärkt, und bauen Sie mit Kraftübungen gezielt Muskeln auf. Stretching, Bauchmuskeltraining (ja, das geht auch im Wasser!), Aqua-Jogging und Kniebeugen sind die beste Option.

Abnehmen – notwendig oder nicht?

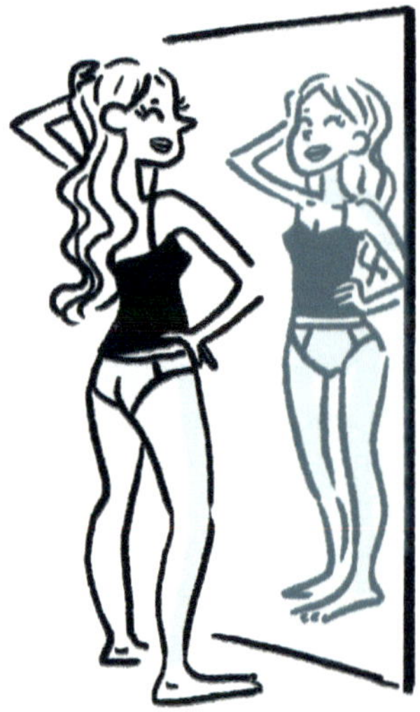

Meine Motivation

Schreiben Sie hier auf, was Sie dazu bewegt, sich Ihrem Körper zu widmen. Das können ganz simple Gründe sein oder auch tiefer gehende Wünsche: Vielleicht möchten Sie einfach wieder in Ihre Lieblingsjeans in Größe 38 passen oder in Ihr kleines Schwarzes, oder aber Sie möchten beim Bewerbungsgespräch einen guten Eindruck machen, jemanden kennenlernen, sich einfach wieder lieber leiden mögen … Diese Seite können Sie aufschlagen, falls die Fitness-Moral sinken sollte, dann erinnern Sie sich, wofür Sie sich so einsetzen!

Ich möchte mich gut um meinen Körper kümmern, weil (kreuzen Sie an, was am ehesten auf Ihre Situation zutrifft):

- ☐ ich wieder in meine Jeans und Kleider in Größe 38 passen möchte.
- ☐ ich anziehen möchte, was mir gefällt, ohne mich unwohl zu fühlen.
- ☐ ich genug davon habe, zu viel Süßkram zu essen, und mich endlich ausgewogener ernähren will.
- ☐ ich mich wieder in Form bringen und diese halten will, also Schluss mit dem Jo-Jo-Effekt machen möchte.
- ☐ ich mich begehrenswert und körperlich sowie geistig fit fühlen möchte.
- ☐ ich leichter werden möchte, um bessere sportliche Leistungen zu erbringen.
- ☐ Meine persönlichen Gründe:

....

Meine Größe: ....

Mein Gewicht: ....

Mein Taillenumfang: ....

Mein Hüftumfang: ....

Berechnen Sie Ihren Body-Mass-Index (BMI)

Idealerweise liegt der BMI zwischen 18,5 und 24,9. Falls er darüber oder darunter liegt, sollten Sie einen Arzt befragen.

BMI = Gewicht (kg) : Größe (m)^2
Beispiel: Sie wiegen 65 kg und sind 1,68 m groß.
Berechnen Sie das Quadrat Ihrer Größe in Metern:
1,68 x 1,68 = 2,8224
Teilen Sie nun Ihr Gewicht durch Ihre Größe zum Quadrat: 65:2,8224= 23,03. Ihr BMI beträgt 23,3.

Ihr BMI liegt unter 18,5: Ihr Gewicht ist offenbar zu niedrig, Sie sind sehr dünn. Abzunehmen ist daher nicht ratsam. Bei Ihren Mahlzeiten sollten Sie auf Ausgewogenheit und Qualität achten, dürfen aber gerne vor allem Genuss in den Vordergrund stellen.

Ihr BMI liegt zwischen 18,5 und 24,9: Sie sind normalgewichtig. Dennoch, wenn Sie den Eindruck haben, dass Sie sich mit drei Kilo weniger besser fühlen würden, sollten Sie Ihr Taille-Hüft-Verhältnis messen (siehe unten). Wenn der Wert hoch ausfällt, können Sie ein sanftes Abnehm-Programm angehen, wobei Sie auf eine ausgewogene Ernährung achten sollten, damit Sie Mangelerscheinungen vermeiden.

Ihr BMI liegt zwischen 25 und 29,9: Sie sind übergewichtig. Gehen Sie den Gründen für die Gewichtszunahme nach und suchen Sie den Rat einer Ernährungsberaterin, um die überschüssigen Pfunde endgültig loszuwerden.

Ihr BMI liegt über 30: Sie leiden unter leichter bis schwerer Fettleibigkeit. Suchen Sie einen Spezialisten auf, der Ihnen zeigt, wie Sie Gewicht verlieren können, und der Ihre Fortschritte mitverfolgen wird. Lassen Sie eventuelle Komplikationen, die mit deutlichem Übergewicht einhergehen, regelmäßig überwachen: Diabetes, Bluthochdruck, Herz-Kreislauf-Probleme …

Berechnen Sie Ihr Taille-Hüft-Verhältnis

Der THQ (Taille-Hüft-Quotient) gibt das Verhältnis von Taillenumfang zu Hüftumfang an. Das bedeutet, dass man Taillenumfang durch den Hüftumfang dividiert. Anhand dieses Werts lässt sich feststellen, ob sich eine größere Menge Fett um die inneren Organe angesammelt hat – was eine potenzielle Ursache von Herz-Kreislauf-Erkrankungen ist. Eine apfelförmige, eher männliche Fettverteilung stellt eher ein Risiko für Herz-Kreislauf-Erkrankungen dar als eine birnenförmige Fettverteilung.

Das Ergebnis und seine Bedeutung:

Mann	Frau	Herz-Kreislauf-Risiko
kleiner als 0,95	kleiner als 0,8	gering
0,96 bis 1	0,81 bis 0,85	mittel
größer als 1	größer als 0,85	erhöht

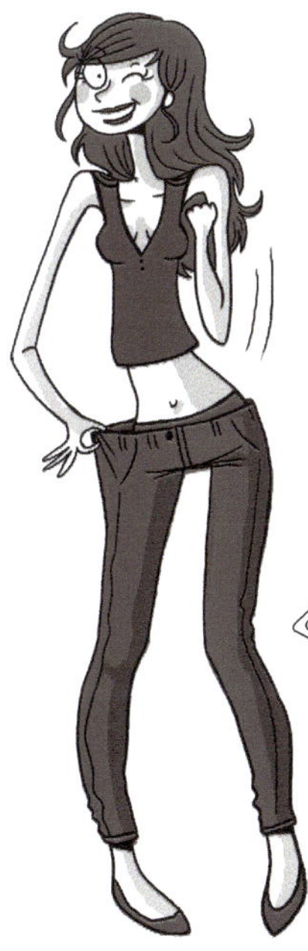

Beispiel: Wenn Ihr Taillenumfang 75 Zentimeter beträgt, und Ihr Hüftumfang 90 Zentimeter, beträgt Ihr THQ 0,83. Die Fettverteilung liegt zwischen apfel- und birnenförmig. Sie haben ein mittleres bis erhöhtes Risiko, Herz-Kreislauf-Krankheiten zu entwickeln.

Um den Taillenumfang zu messen, legen Sie sich das Maßband in Bauchnabelhöhe um. Den Hüftumfang misst man an der Stelle, wo der Po am ausgeprägtesten ist.

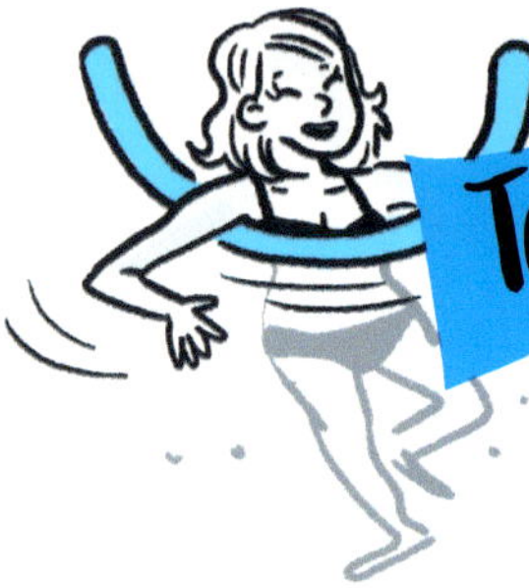

Test: Welcher Schwimmtyp sind Sie?

Wie sieht Ihr Strandurlaub aus?

◆ Ich springe einmal kurz ins Meer, ohne mich weit vom Ufer zu entfernen, dann wickle ich mich schnell ins Badetuch ein.

● Ich gehe bei jedem Wetter ins Wasser und ziehe mehrere Bahnen, so komme ich erst richtig in Schwung. Oft laufe ich auch am Strand entlang, bevor ich ausgiebig im Meer schwimme.

▲ Ich pflanze mich mit meinen Freundinnen an den Strand, und wir quatschen. Zwischendurch machen wir ein paar Züge durchs Wasser, danach wird weiter gechillt und geredet. Ich führe zu dieser Gelegenheit meinen neuen Bikini vor und studiere die neuesten Bademodentrends.

■ Ich plansche ein bisschen, dann lege ich mich wieder in den Sand, lese und lasse mir die Sonne auf den Bauch scheinen. Wenn ich nicht bade, ist es auch nicht weiter schlimm. Hauptsache, es ist bald Zeit für einen Aperitif.

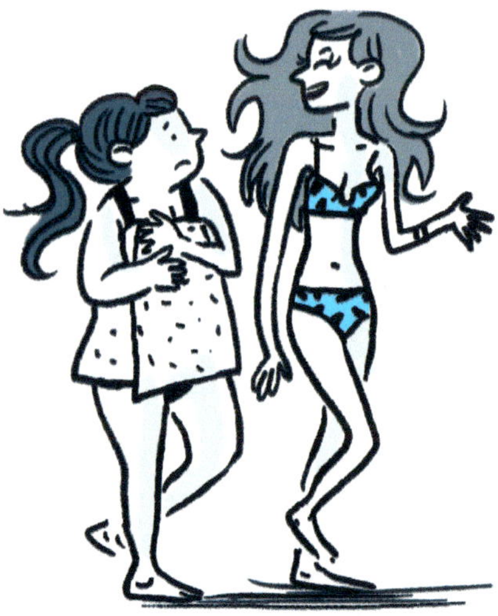

Im Schwimmbad verhalte ich mich so:

▲ Ich schwimme in meinem Tempo, ausschließlich Brust, ohne meine Haare nass zu machen, dabei plaudere ich mit einer oder mehreren Freundinnen, oder wir bleiben gleich im Nichtschwimmerbereich und planschen da. Bahnen ziehe ich, um meinen neuen Badeanzug einzuweihen, auf den ich echt stolz bin.

◆ Ich schwimme 300 m, dann bin ich raus aus dem Wasser. Es ist einfach zu kalt, und außerdem droht man bei dem Betrieb ständig mit jemandem zusammenzustoßen.

● Ich schwimme mindestens eine halbe Stunde, ohne anzuhalten. Gerne nehme ich Schwimmbretter, Flossen, Pullbuoy oder Paddles zur Unterstützung. Und zum Schwimmbad bin ich natürlich mit dem Fahrrad gefahren.

■ Ich gehe gar nicht erst hin!

Welcher ist für Sie der ideale Schwimmdress?

▲ Der gleiche superknallige Bikini, den auch meine Freundin hat. So lenken wir alle Blicke auf uns. Das Ding rutscht bei jeder Bewegung.

● Ein guter Bikini, nicht zu teuer, aber von einem Sporthersteller, dazu hochwertige Accessoires: Brille, Badekappe, Flossen …

◆ Ein Badeanzug, der versteckt meinen Bauch.

■ Keine Ahnung. Ich ziehe Badesachen höchstens im Hamam an.

Wenn Sie eine Schwimmberühmtheit sein könnten, wer wären Sie gern?

▲ Eine Weltmeisterin im Synchronschwimmen, dann könnte ich mich wie eine Nixe durchs Wasser schlängeln und tolle Glitzerkostüme tragen. Aber nur zusammen mit meinen Meerjungfrauen!

● Eine mit Gold behängte Schwimmerin und elffache Weltmeisterin wie Missy Franklin!

■ Michael Groß. Der Albatros ist jetzt eher an Land anzutreffen, und ich mag eh kein Wasser …

◆ Ich bin froh, wenn ich nicht im Rampenlicht stehe.

Für Sie dienen Schwimmen und Wassergymnastik vor allem dazu …

▲ meine Freundinnen zu treffen, meine Quatsch- und Shopping-Queens.

● mich zu Musik zu bewegen und mich anschließend gut zu fühlen.

◆ dass mir nicht kalt wird.

■ dass es im Wasser nicht so langweilig ist.

Was wäre ein Grund für Sie, eine Aquafitness-Stunde ausfallen zu lassen?

◆ Es regnet in Strömen, und außerdem ist es draußen und wahrscheinlich auch im Becken viel zu kalt.

● Ich habe 40 Grad Fieber und liege mit einer Migräne flach.

■ Weil ich einfach keine Lust habe.

▲ Meine Freundinnen kommen nicht, dann wäre ich ja ganz allein da.

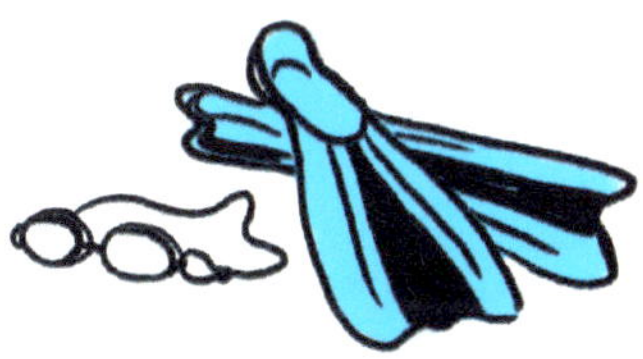

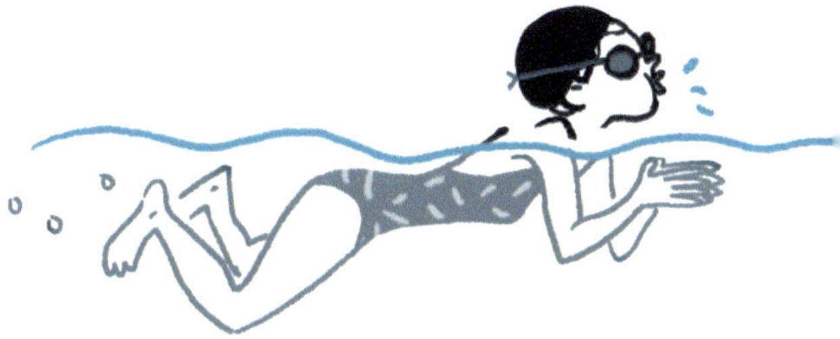

Welche Phase beim Sport gefällt Ihnen am besten?

● Mittendrin, wenn der Körper auf Hochtouren läuft und die Muskeln brennen. Herrlich, sich mal richtig abzureagieren!

▲ Der Moment, wenn meine Freundinnen und ich wieder zusammen sind, dann tauschen wir den neuesten Tratsch aus und führen uns unsere neuesten Klamotten vor.

◆ Wenn es zu Ende ist, dann kann ich endlich nach Hause gehen und warm baden!

■ Die Erholungsphasen und Lockerungsübungen, da kann ich mal durchatmen!

Um keine Aquafitness-Stunde zu verpassen, bin ich zu Folgendem bereit:

◆ Ich kaufe mir einen flauschigen Bademantel, damit mir in der Umkleide schön warm ist.

● Ich verzichte auf einen Kinoabend mit meinem Schatz.

■ Zu nicht viel. Wenn mal eine Stunde ausfällt, mach ich mir deswegen keinen Kopf!

▲ Ich melde meine beste Freundin mit an, oder ich kaufe mir einen besonders schönen Bikini.

Zählen Sie Ihre Punkte!

▲	●	■	◆

Sie haben vor allem ◆ angekreuzt: Sie sind eine etwas verfrorene Schwimmerin.
Das Schwimmbad stößt Sie allein durch seine Umgebungstemperatur ab, denn Sie frieren leicht! Wasser ist nicht unbedingt Ihr Element. Aber da nun mal alle die Vorteile von Aquafitness anpreisen, sind Sie fest entschlossen dranzubleiben. Damit Ihre guten Vorsätze Früchte tragen, empfehle ich Ihnen, sich zusammen mit Freundinnen für einen Kurs anzumelden, denn Gesellschaft wärmt. Oder Sie versuchen es mit superangesagten Aquasportarten wie Aqua-Zumba (kraftvoll und beliebt), Stand-Up-Paddling (lustig, aber auch anstrengend) oder Aqua-Combat (prima zum Abreagieren). Denken Sie daran, dass Wasser auch abhärtend wirkt!

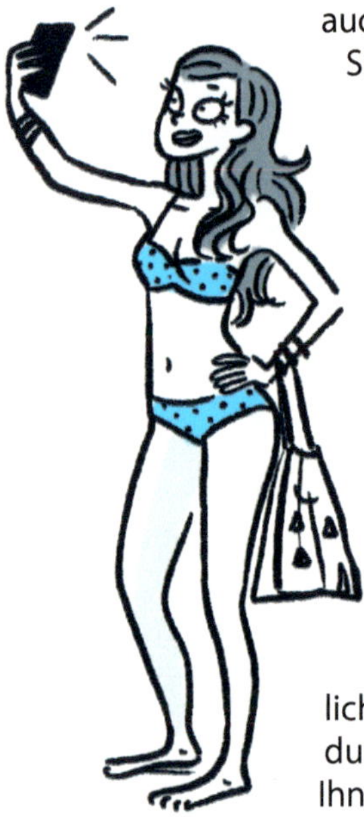

Sie haben vor allem ● angekreuzt: Sie sind eine extrovertierte und modebewusste Schwimmerin.
Ins Schwimmbad gehen Sie nur mit Freundin(nen), mit Bikini, Badekappe und Schwimmbrille in möglichst trendiger Ausführung und mit lackierten Fingernägeln. Einmal im Wasser, hören Sie nicht auf zu reden und bringen damit jeden Trainer auf die Palme. Aber Sie sind nun mal so: ein soziales, kommunikatives und extrem modisches Wesen. Sie brauchen einen Gruppenkurs mit cooler Musik und Hightech-Ausrüstung!

Sie haben vor allem ▲ angekreuzt: Sie sind eine etwas bewegungsfaule bzw. nicht besonders begabte Schwimmerin.
Abgesehen von Yoga, Tanzen und Schulsport haben Sie keine sportliche Vergangenheit. Schwimmen gehen heißt für Sie, ein paar Brustzüge durchs Becken zu machen, mehr als 500 Meter Bahnen ziehen kommt Ihnen wie eine Heldentat vor. Ihre Devise? Sport ist okay, solange man nicht schwitzt. Trotzdem würden Sie gerne Wassergymnastik betreiben, um Gewicht zu verlieren, Ihren Körper zu straffen oder sich einfach besser zu fühlen. Dieses Buch steckt voller Übungen, die Ihnen dabei helfen werden!

Sie haben vor allem ■ angekreuzt: Sie sind eine ehrgeizige und/oder sportliche Schwimmerin.
Auch als Aquafitness-Anfängerin haben Sie keine Scheu, sich nass zu machen. Sie waren schon immer sportlich, allein von der Grundeinstellung her. Ihre Devise lautet: »Ich bewege mich jeden Tag ein bisschen, egal bei welchem Wetter oder zu welcher Jahreszeit.« Sie wissen, dass Sport Endorphine und Dopamin freisetzt, die sich positiv auf Körper und Geist auswirken. Entschlossenen Aquafitness-Debütantinnen bietet dieses Heft gezielte Übungen und zahlreiche Tricks und Tipps zur Figur-Optimierung!

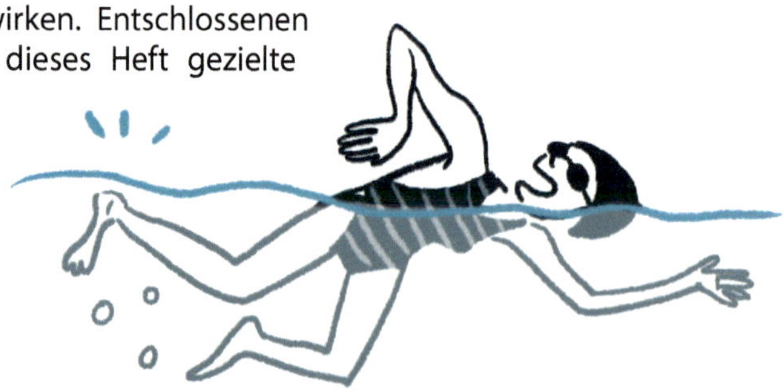

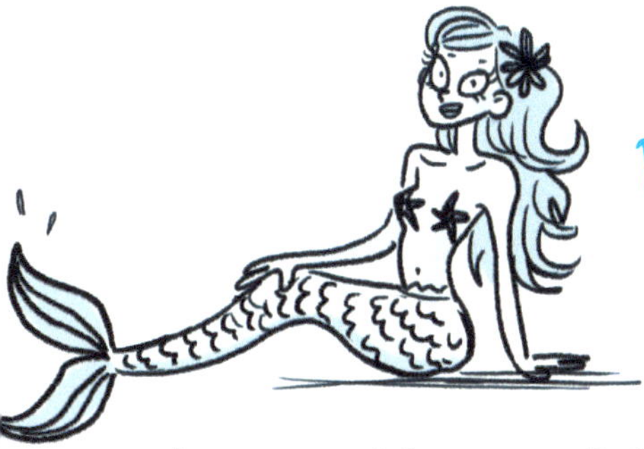

KAPITEL 1

Vorbereitungen für mein Aquafitness-Programm

Nichts eignet sich besser, um die Muskulatur zu straffen, als Wassergymnastik. Sie bekämpft Cellulite und schwere Beine, schont die Gelenke, kräftigt das Herz, und man verbraucht viele Kalorien – alles ideal, um sich einen Nixenkörper zu schaffen!

8 gute Gründe, warum Aquafitness sich lohnt

1. Sie macht schlank

Neben den verbrannten Kalorien (siehe Punkt 7) wird der Grundumsatz durch den Aufbau von Muskulatur angehoben.
Mehr Muskeln bedeuten weniger Fett!

2. Sie schont die Gelenke

Aquafitness schont Sehnen, Bänder, Gelenke, das Verletzungsrisiko ist minimal. In der Schwerelosigkeit des Wassers fühlt man sich viel leichter, und genauso empfindet man auch die Übungen. Medizinisch spricht absolut nichts gegen Wassergymnastik. Sie wird sogar Schwangeren und Übergewichtigen empfohlen und hilft allen, die sich effektiv in Form bringen wollen.

3. Sie stärkt das Herz

Wassergymnastik fordert aktiv das Herz-Kreislauf-System und kann so Ruhepuls und Blutdruck senken.

4. Sie bekämpft Cellulite, macht Schluss mit schweren Beinen und strafft die Muskulatur

Der Wasserwiderstand hat eine entwässernde Wirkung und bekämpft Cellulite. Das Wasser übt sanften Druck aus, die Blutzirkulation in Armen und Beinen wird verbessert, die Muskelmasse nimmt zu. Während und nach den Übungen entspannt man sich dank Hydromassage.

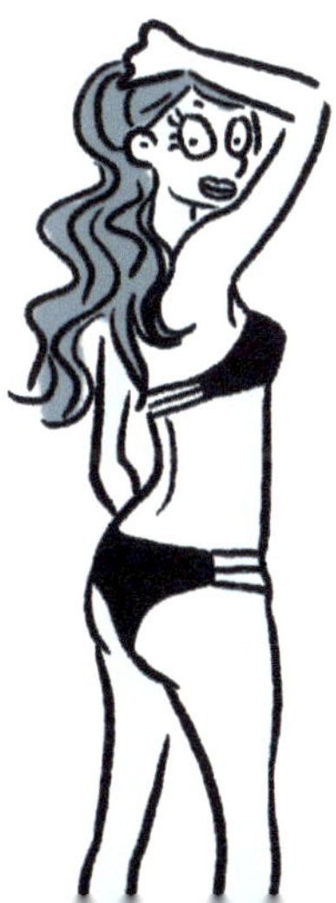

5. Sie macht eine tolle Figur

Aquafitness modelliert den gesamten Körper und sorgt für eine harmonische Ausformung von Waden, Oberschenkeln, Po, Rücken, Schultern und Armen …

6. Sie wirkt Verspannungen im Hals und Lendenwirbelbereich entgegen

Der Widerstand des Wassers steigert die Intensität der Muskelarbeit, der Körper gewinnt an Festigkeit. Kräftige Bauch- und Rückenmuskeln machen den Rücken weniger anfällig für (stress- oder haltungsbedingte) Verspannungen.

7. Sie sorgt für hohen Kalorienverbrauch

Das Wasser übt einen Widerstand aus, gegen den es anzuarbeiten gilt. Außerdem liegt die Wassertemperatur unter der des Körpers, damit ist der Kalorienverbrauch gesichert. Eine halbe Stunde Aquafitness entspricht ungefähr anderthalb Stunden Gymnastik auf dem Trockenen! Minimaler Aufwand für ein maximales Ergebnis also!

8. Sie baut Stress ab

Das verringerte Körpergewicht im Wasser senkt Blutdruck und Puls, die Atmung wird angeregt. Ein echter Zen-Faktor! Außerdem wird durch Aquafitness vermehrt Serotonin an den Organismus abgegeben. Das Glückshormon hebt die Laune und dämpft Angstgefühle. Ist doch besser als bunte Pillen, oder?

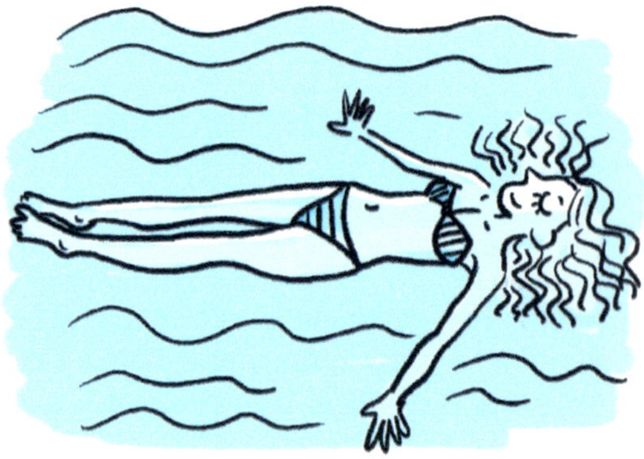

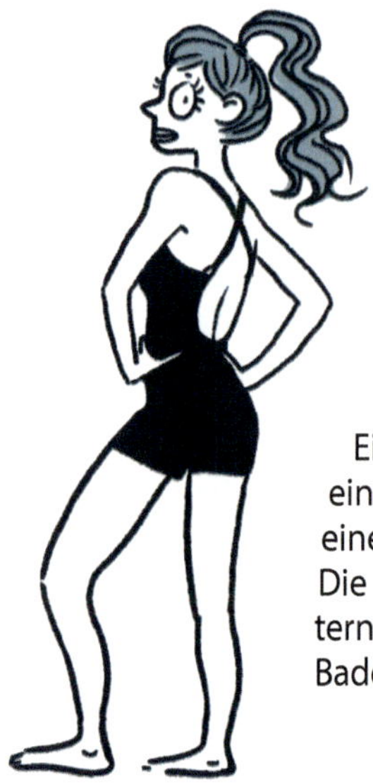

Muss es ein Sportbadeanzug sein?

Ein guter Badeanzug ist das A und O bei Aquafitness. Zwar mildert das Wasser beim Hüpfen oder Laufen die Erschütterung ab, doch die Brust bewegt sich dennoch mit und wird bei manchen Übungen ziemlich belastet. Einen Bikini würde ich Ihnen deshalb nicht empfehlen. Um Ihren Busen ausreichend zu stützen, entscheiden Sie sich lieber für einen eng geschnittenen Einteiler aus einem gut stützenden Tech-Material, am besten mit eingearbeitetem BH, oder aber für ein sportliches Bikinibustier oder einen Tankini.

Die Träger sollten relativ breit sein (sonst schneiden sie in die Schultern), außerdem verstellbar und im Rücken gekreuzt. Ein geeigneter Badeanzug kostet zwischen 30 und 60 Euro.

Und was ziehe ich an, wenn ich nur planschen will?

Ein gut stützender Sportbadeanzug bleibt die beste Wahl für das Training im Wasser, aber natürlich können Sie sich auch für einen Zweiteiler entscheiden! Wichtig ist nur, dass Sie sich wohlfühlen und dass der Bikini alle Bewegungen mitmacht.

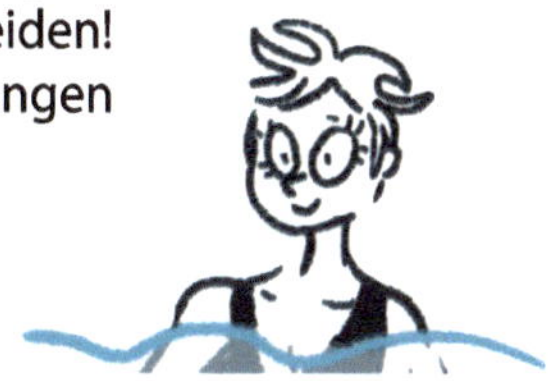

Es ist jedoch nicht so einfach, die passende Badekleidung für seinen Figurtyp zu finden. Da gilt es, Stärken zu betonen und kleine Schwächen wie einen sehr schweren oder recht flachen Busen, einen kleinen Bauch oder Reiterhosen zu kaschieren.

Ich habe eine kleine, sehr große oder schwere Brust

Je nach Problemfall brauchen Sie einen Badeanzug, der Volumen gibt, formt oder stützt.

Günstig: Wenn Sie einen kleinen Busen haben, helfen Körbchen mit einer dünnen Schaumstoffeinlage oder ein Bikini-Oberteil, das Form verleiht.

Bei einer eher schweren Brust nehmen Sie am besten ein fest sitzendes Bikini-Oberteil mit Bügel-BH. Es sollte breite Träger haben, die im Rücken noch einmal verbunden sind, so wird der Busen angehoben und gut gestützt. Sie können sich auch für ein Tankini-Oberteil mit elastischem Unterbrustgummi entscheiden, das sorgt auch für Halt und ein schönes Dekolleté.

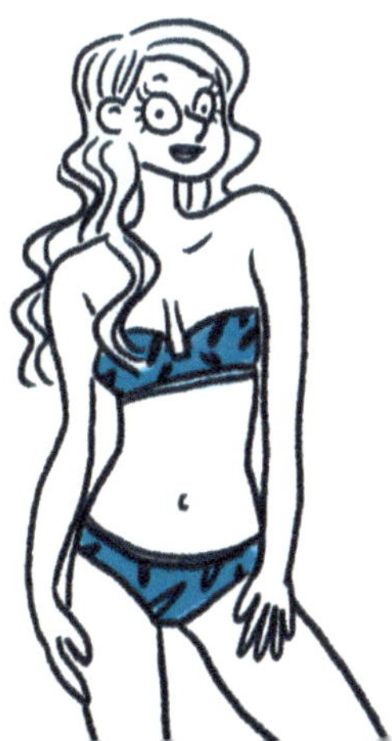

Ungünstig: Bei einem kleinen Busen sollten Sie keine Träger-Oberteile oder Bandeau-Tops tragen, die die Brust zusammendrücken. Ihr Busen ist eher zu groß? Dann kommen für Sie keine im Nacken geschnürte Triangel-Bikinis und keine Oberteile mit schmalen Bändchen oder dünnen Trägern infrage – die halten nichts!

Ich habe ein Bäuchlein

Am besten ist hier ein einteiliger Badeanzug aus festem Gewebe.

Günstig: Ein figurformender Badeanzug mit hohem Elastan-Anteil oder einen Tankini mit einem am Bauch weit geschnittenen Oberteil. Setzen Sie auf dunkle, matte Farben wie Braun, Schwarz oder Dunkelblau, um Rundungen zu kaschieren. Grelle Farben und Glitzer ziehen zu viele Blicke an.

Ungünstig: Unterteile mit tiefer Taille, gemusterte Stoffe mit Punkten oder Blumen.

Ich habe einen zu flachen oder zu voluminösen Po

Günstig: Ein einfarbig dunkles Unterteil zum farbigen oder gemusterten Oberteil, so wird die Aufmerksamkeit auf den Busen statt auf den Po gelenkt! Bei einem größeren Po oder bei Cellulite achten Sie bei der

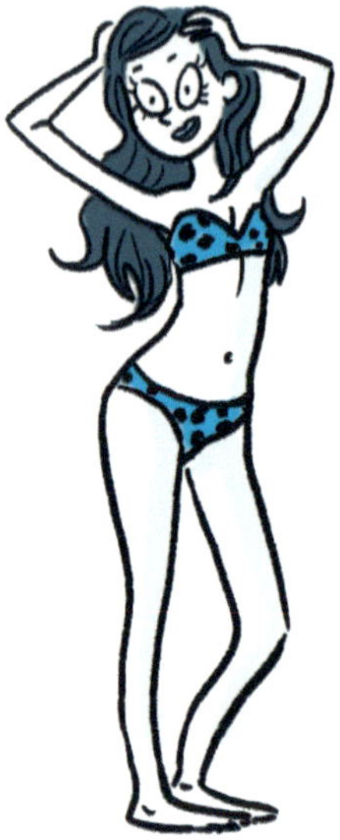

Bikinihose auf ein festes und stützendes Material. Bei einem flachen Po dürfen es auch mal Schleifen, Falten oder Rüschen sein, das schafft Volumen.

Ungünstig: Unterteile in Pantyform, die den Po nur noch größer machen, ein »Oma«-Unterteil, das den Po zu sehr bedeckt und dadurch massiv erscheinen lässt, eine Hose mit hoher Taille, grelle oder glänzende Farben und Muster, die Blicke auf sich ziehen.

Ich habe kurze, nicht besonders schlanke Beine

Günstig: Ein einteiliger Badeanzug oder ein Bikini mit hohem Beinausschnitt – das streckt!

Ungünstig: Unterteile in Pantyform – die verkürzen die Beine; Bikinihosen mit tiefer Taille, weil hier eher auffällt, dass der Oberkörper verhältnismäßig lang ist.

Welche Ausrüstung brauche ich?

Hier eine Liste mit Dingen, die für die Übungen im Wasser nützlich sind!

Schwimmnudel

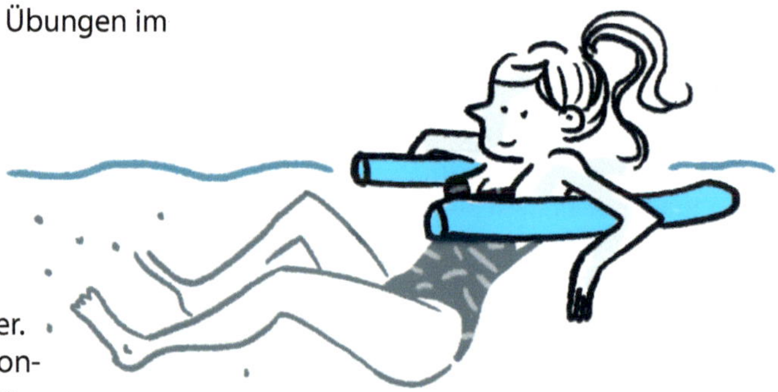

Auch Pool- oder Wassernudel genannt.

Eine lange biegsame Schaumstoffstange, etwa 1 bis 1,60 Meter lang und 7 bis 8 Zentimeter im Durchmesser.

Wozu? Die Schwimmnudel ist ein besonders nützliches Hilfsmittel bei der Aquafitness. Meist wird sie dazu unter die Achseln geklemmt. Sie ist ideal für alle Übungen mit und ohne Halt, kann aber auch als Widerstand bei der Muskelarbeit dienen, indem Sie sie unter Wasser drücken.

Was kostet das? Zwischen 3 und 5 Euro.

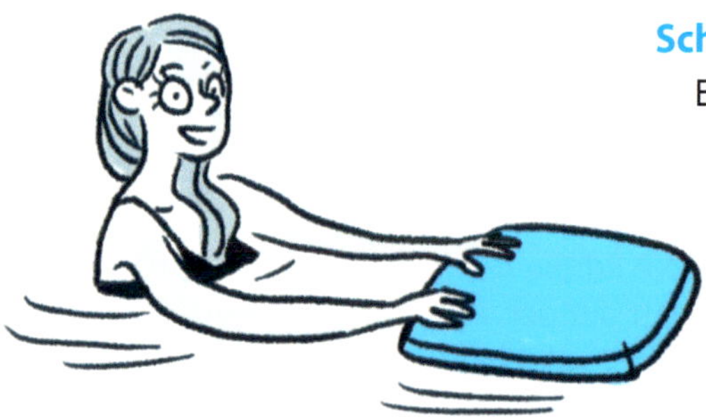

Schwimmbrett

Ein meist rechteckiges Schaumstoffstück, wahlweise mit zwei Löchern für die Hände.

Wozu? Mit dieser Schwimmhilfe können Sie sich auf Beinschlag, Schere oder generell das Training der Beine konzentrieren.

Was kostet das? Ab 6 Euro.

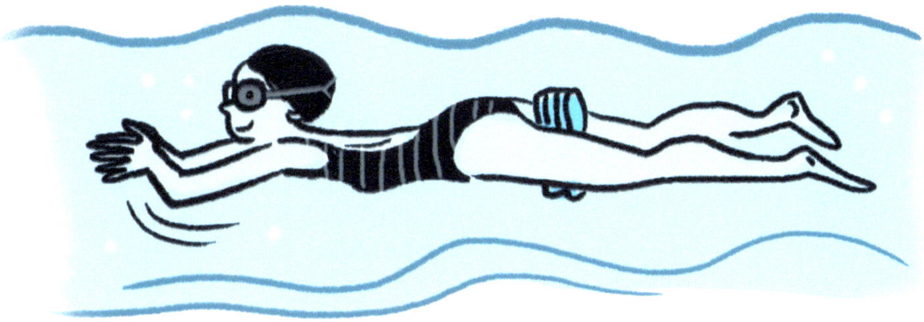

Pullbuoy

Eine äußerst nützliche Schwimmhilfe aus Schaumstoff, die man sich zwischen die Beine klemmt.
Wozu? Mit dem Pullbuoy bleiben die Beine knapp unter der Wasseroberfläche, so nehmen Sie die perfekte Schwimmposition ein. Der Pullbuoy dient dazu, Oberkörper und Arme zu trainieren, und lässt sich mit Handpaddeln (Paddles) kombinieren.
Was kostet das? Ab 7 Euro.

Paddles

Starre kleine Plastikpaddel, die man mit Silikongurten an den Händen befestigt.
Wozu? Die Schwimmhilfe verleiht Ihnen mehr Geschwindigkeit und steigert den Effekt der Armzüge. Ideal für das Krafttraining und zum Stärken des Oberkörpers.
Was kostet das? Ab 8 Euro.

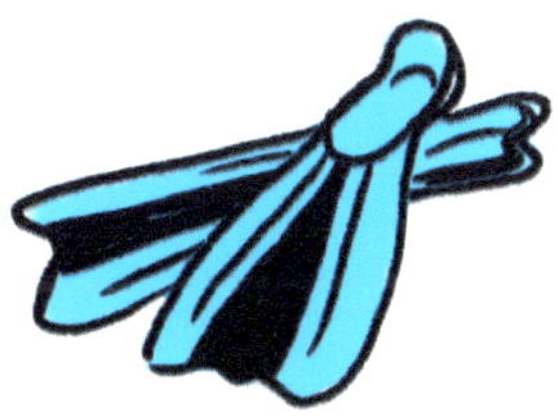

Flossen und Mini-Flossen

Eine in verschiedenen Längen erhältliche Trainingshilfe aus Silikon, Kautschuk oder Plastik, die man über die Füße streift.
Wozu? Flossen verbessern den Antrieb und kräftigen den Unterkörper (Oberschenkel, Po und Waden). Das Schwimmtraining mit kurzen Flossen wirkt sich straffend auf Oberschenkel und Waden aus, lange Flossen verlangen einem noch mehr Kraft ab, so baut man umso festere Muskeln auf. Vorsicht: Brustschwimmen mit Flossen funktioniert nicht!
Was kostet das? Ab 16 Euro. Probieren Sie die Flossen vor dem Kauf an. Sie müssen recht eng sitzen, damit man sie beim Beinschlag nicht verliert, dürfen aber auch nicht kneifen.

Schwimmgurt

Auftriebshilfe mit mehreren Schaumblöcken oder durchgehender Polsterung, der um die Hüfte gelegt wird.
Wozu? Für Übungen ohne Halt, bei denen man nicht am Grund steht. Vor allem fürs Aqua-Joggen im tiefen Wasser interessant.
Was kostet das? Ab 8 Euro.

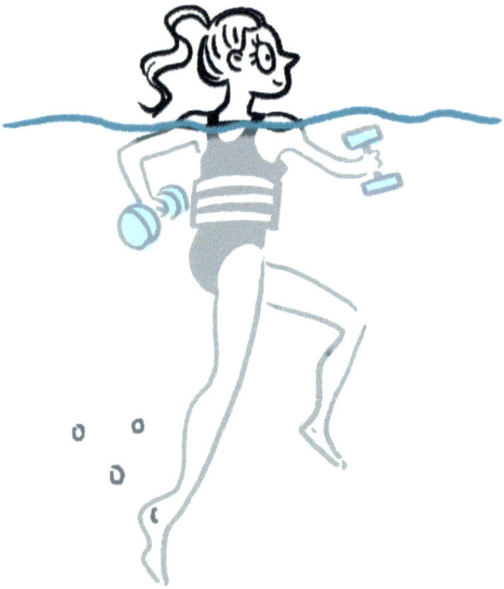

Hanteln

Aus Schaum oder PVC sind sie eigens fürs Wasser gefertigt. Sie können aber auch die klassischen Hanteln aus dem Fitnessstudio nehmen, ab 0,5 bis 5 Kilogramm, das reicht für einen starken Bizeps.
Wozu? Für den Muskelaufbau am Oberkörper.
Was kostet das?
Ab 8 Euro.

Mikrofaser-Badetuch

DAS Schwimmbad-Handtuch! Leicht, kompakt und ultra-saugfähig.
Wozu? Fürs Abtrocknen in der Hälfte der Zeit.
Was kostet das? Ab 9 Euro.

Gut sitzende Badekleidung

Einteiler, Zweiteiler, Bikini, Tankini … Auswahl gibt es genug.
Wozu? Damit bei der Aquafitness kein Stoff verrutscht und plötzlich freiliegt, was Sie gar nicht zeigen wollten.
Was kostet das? Ab 20 Euro.

Badekappe

Eine Badekappe aus Silikon (beste Wahl: weich, elastisch und bequem), aus Polyester oder Latex (lieber nicht, damit reißt man sich die Haare aus!) ist aus Hygienegründen in manchen Bädern immer noch Pflicht.
Wozu? So hält man die Haare aus dem Gesicht und schützt sie vor Chlor.
Was kostet das? Ab 4 Euro.

Schwimmbrille

Gibt es mit getönten Schalen, mit Sonnenschutz, mit Anti-Beschlag und sogar mit Sehstärke.
Wozu? Für den Durchblick beim Bahnenziehen. Bei Aquafitness nur sinnvoll, wenn Sie stark kurzsichtig sind und eine in Sehstärke haben, damit Sie nicht mit normaler Brille im Wasser stehen, joggen oder paddeln müssen. Ansonsten brauchen Sie keine.
Was kostet das? Ab 3 Euro, aber bei Schwimmbrillen lohnt sich der Kauf einer hochwertigen Ausführung, die weniger kurzlebig ist und Enttäuschungen vorbaut.

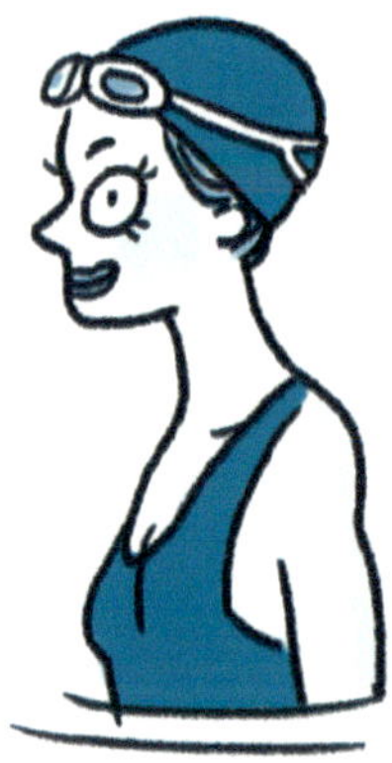

Welche Schwimmbrille ist die beste?

Bei Aquafitness ist eine Schwimmbrille unnötig und wirkt eher albern. Beim Schwimmen, das Sie zur Entspannung immer in Ihrem Fitnessplan berücksichtigen sollten, ist jedoch eine gute Brille Gold wert!

Eine Brille muss absolut wasserdicht sein, dabei eignet sich besonders eine Dichtung aus Silikon. Sie muss gut passen, damit keine Druckstellen entstehen. Einmal angelegt, darf man sie nicht mehr spüren, sie sollte selbst bei Kopfsprüngen und Wenden nicht verrutschen.

Es gibt auch Ausführungen mit extra großem Sichtfeld (über 135 Grad).

Der Nasensteg, das Verbindungsstück über dem Nasenrücken, muss sich der Gesichtsform und dem Augenabstand perfekt anpassen. Diese Stelle ist besonders kritisch, wenn kein Wasser eindringen soll.

Die Brille muss klare Sicht bieten. Damit die Gläser beim Schwimmen nicht beschlagen, sollten Sie sich eine kaufen, die mit Anti-Beschlag ausgerüstet ist. Falls Sie eine preiswertere Ausführung haben, können Sie die trockenen Gläser (diskret) auch innen mit Spucke bestreichen. Die Methode hat sich bewährt. Im Hallenbad benutzt man am besten helle (durchsichtige oder blaue) Gläser, für das Freibad eignen sich getönte und entspiegelte Gläser mit UV-Schutz.
Der Riemen, der hinten um den Kopf geht, ist einfach oder doppelt, entweder an den Seiten oder hinten verstellbar, und verläuft über den Ohren. Besonders praktisch sind Modelle, bei denen sich der Riemen noch nach dem Überstreifen regulieren lässt.

Aqua-Schuhe

Schutz der Füße aus wasserfestem Plastik.
Wozu? Sie schützen bei der Wassergymnastik (und anderem Aquatraining, etwa Aqua-Cycling) vor Verletzungen und bieten dank der rutschfesten Sohle guten Halt.
Was kostet das? Ab 7 Euro.

Hydro-MP3-Player

Die MP3-Player sind (bis 3 Meter Tiefe) wasserdicht und bestehen aus einem ergonomischen, nicht rutschenden Kopfteil oder einem Clip, der an der Badekleidung befestigt wird.
Wozu? So lassen sich Bahnen zur Musik ziehen, oder aber man untermalt die eigenen Aquafitness-Übungen (bei einem Kurs wird Musik über Lautsprecher gespielt).
Noch ein Tipp: Für optimalen Hörgenuss legt man die Ohrstecker bereits im Trockenen ein (ohne Wasser im Ohr) und setzt dann noch eine feste Badekappe auf, damit nichts verrutscht.
Was kostet das? Ab 30 Euro.

In meine Badetasche gehört …

✔ **Badeanzug:** Ein Einteiler ist am geeignetsten, denn er macht alle Bewegungen mit.
Gut zu wissen: Je mehr der Rücken bedeckt ist, desto besser wird der Busen gestützt. Beim Material setzen Sie am besten auf Polyamid oder Elastan, das gibt Halt.
Wenn Sie oft schwimmen, lohnen sich chlor- und UV-resistente Materialien, damit man die Badekleidung nicht alle halbe Jahre ersetzen muss. Bei einem größeren Busen empfiehlt sich ein Badeanzug mit eingearbeitetem BH, der zusätzlichen Halt bietet.

✔ **Badekappe:** Am besten eine aus Silikon (siehe Seite 17).

✔ **Schwimmbrille:** Immer nützlich, wenn man vor oder nach der Wassergymnastik noch ein paar Bahnen schwimmen möchte.

✔ **Flossen:** Kurze für eine hohe Beinschlagfrequenz und zur Kräftigung des Antriebs. Lange für das Ausdauertraining und zur Stärkung tief liegender Muskelgruppen.

✔ **Handtuch**

✔ **Flasche Wasser**

✔ **MP3-Player:** Wie beim Joggen steigert die richtige Playlist Moral und Leistung!

✔ **Ein gesunder Snack:** Ideen siehe rechts oben.

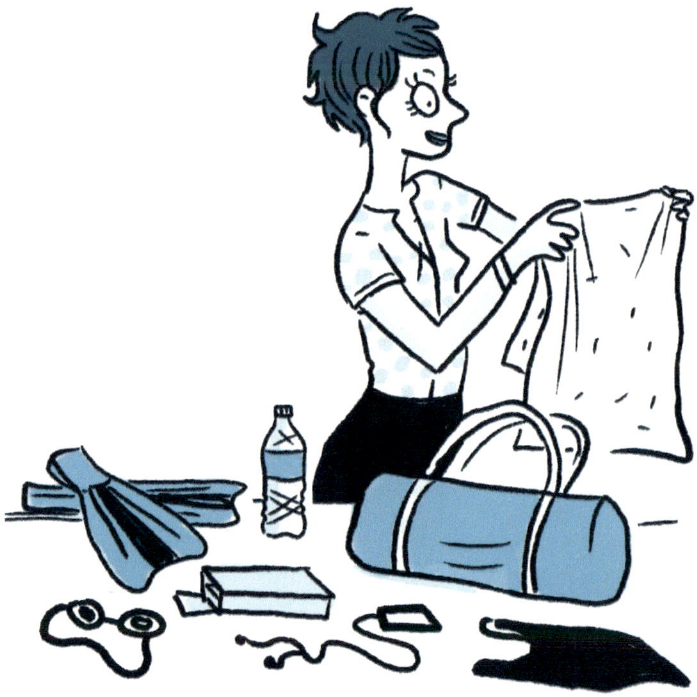

Snack-Ideen für die Aquafitness

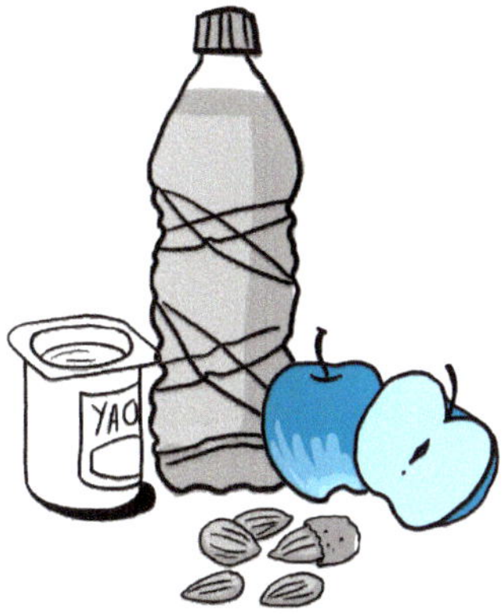

- ein paar Stangensellerie- und Kohlrabi-Stücke und 1 Vollkornbrötchen
- 1 Naturjoghurt und 1 Apfel oder ein Sojajoghurt, Kokoswasser und Acai-Saft
- 1 Banane und 1 Riegel dunkle Schokolade (mit 70 % Kakaoanteil)
- 1 frisches Obst (80 g) (Kiwi, Orange, Erdbeeren, Pfirsich …) und 1 Naturquark
- ein paar Beeren (Goji, Cranberrys, Himbeeren, Weiße Maulbeeren etc.) und Nüsse (Mandeln, Walnüsse, Haselnüsse, Pistazien …)
- ein paar Möhren- und/oder Gurken-Sticks und 1 Stück Vollkornbrot

Folgende Lebensmittel lasse ich besser links liegen …

- sämtliche Kekssorten, auch die, die sich »leicht« oder »kalorienarm« nennen
- Softdrinks und mit Süßstoff versetzte »light«-Getränke
- Trinkjoghurts mit Zucker oder Süßstoff
- Weißbrot
- Chips
- Wurstwaren und andere fette und/oder zu salzige Lebensmittel …

Gut zu wissen: Futtern Sie die beim Aquasport eingesparten Kalorien nicht gleich doppelt nach, denn damit würden Sie den ganzen schönen Trainingseffekt zunichtemachen! Unterm Strich nehmen Sie nur ab, wenn Sie weniger Kalorien essen, als Sie verbrauchen – eigentlich logisch, oder? Und trinken Sie ausreichend (2,5 Liter am Tag). Sobald Ihr Körper unter Flüssigkeitsmangel leidet, verlangsamen sich die gesamten Stoffwechselprozesse – also auch der Fettstoffwechsel!

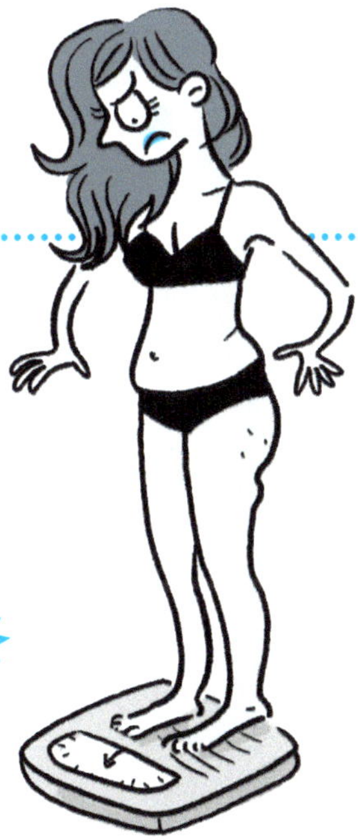

KAPITEL 2

Und jetzt – ab ins Wasser!

Wie sieht die ideale Aquafitness-Trainingseinheit aus?

Eine komplette Trainingseinheit setzt sich aus drei Phasen zusammen:

- Aufwärmphase (5 bis 10 Minuten)
- Die eigentliche Trainingsphase mit kräftigenden Übungen (20 bis 30 Minuten)
- Erholungsphase mit Entspannungs- und Dehnübungen und Massagen (5 bis10 Minuten, je nach Wassertemperatur)

Eine Trainingseinheit dauert also mindestens 30 Minuten.

Für einen guten Trainingseffekt sollten Sie 2- bis 3-mal die Woche 30 bis 45 Minuten bei einer Wassertemperatur zwischen 26 und 30 Grad trainieren. Gönnen Sie sich die Zeit für sich und Ihren Körper – erst recht an regnerischen Tagen, wenn man sich ohnehin weniger draußen bewegt und die Lust auf Süßes steigt . . . Denken Sie an Ihre Ziele und wie gut Sie sich hinterher nach einer heißen Dusche fühlen werden!

Zwei Trainingseinheiten, die den gesamten Körper beanspruchen

1. Meine Trainingseinheit, die mich in Form hält

Aufwärmen

- Hüpfen Sie auf der Stelle, heben Sie dabei die Knie und strecken die Arme abwechselnd nach unten, 1:30 Minuten.
- Führen Sie »Schnelles Vorwärts- und Rückwärtsgehen« aus (Seite 23), 1:30 Minuten.
- Anschließend geht es mit »Fersen an den Po« weiter (Seite 23), 1:30 Minuten.
- Machen Sie mit ausgestreckten Armen Paddelschläge im Wasser: »Armpaddeln« (Seite 23), 1:30 Minuten.
- Beenden Sie die Aufwärmphase, indem Sie die Hände in Hüfthöhe halten und auf der Stelle hüpfen, wobei Sie abwechselnd ein Bein seitlich ausstrecken, 1:30 Minuten.

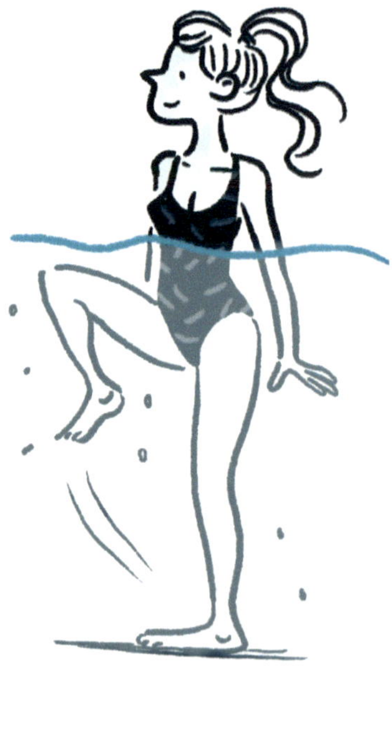

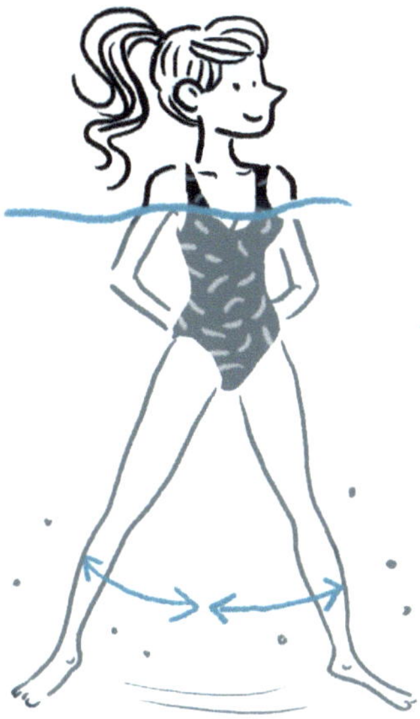

Kraftübungen

Führen Sie nacheinander folgende Übungen aus:

- Armbeugen (Seite 29)
- Knie an Ellbogen (Seite 30)
- Wasserfahrrad (Seite 31)
- Beinschere (Seite 31)
- Sprünge mit geschlossenen Beinen (Seite 32)
- Hampelmann-Sprünge (Seite 33)
- Beinpendel (Seite 33)

Lockern und Entspannen

- Tiefer Ausfallschritt nach vorn (Seite 81)
- Ferse an den Po (Seite 81)
- Knie an die Brust (Seite 81)
- Abgespreiztes Bein (Seite 82)
- Armdehnen hinterm Kopf (Seite 82)

2. Die Trainingseinheit für Sportliche oder wenn ich bereits fortgeschritten bin

Aufwärmen

- Laufen Sie mit kleinen Schritten vorwärts und rückwärts, erhöhen Sie dann Tempo und Schrittzahl, 1 Minute.
- Anfersen »Fersen an den Po« (Seite 23), 1 Minute.
- Heben Sie beim Laufen die Knie und strecken dabei abwechselnd einen Arm nach unten, 1 Minute.
- Hüpfen Sie mit geschlossenen Beinen durch das Becken, halten Sie dabei die Arme ausgestreckt nach vorn, 1 Minute.
- Wiederholen Sie die vier Übungen (4 Minuten).

Kraftübungen

- Klimmzüge am Beckenrand (Seite 70).
- Schwimmnudelbogen (Seite 70)
- Seitenrudern (Seite 71)
- 123 oder ABC (Seite 72)
- Anhocken/beide Knie an die Brust (Seite 72)
- Beckenkreisel (Seite 73)
- Anfersen mit Knöchelgewichten (Seite 73)
- Kniehebelauf mit Knöchelgewichten (Seite 74)
- Armbeugen: bäuchlings auf einem Schwimmbrett liegend (den Kopf über Wasser) zwei Schwimmnudeln nach unten drücken.

Lockern und Entspannen

Tiefer Ausfallschritt nach vorn (Seite 81)
Ferse an den Po (Seite 81)
Knie an die Brust (Seite 81)
Abgespreiztes Bein (Seite 82)
Armdehnen hinterm Kopf (Seite 82)

Wie schaffe ich es erfolgreich durch die ersten Trainingseinheiten?

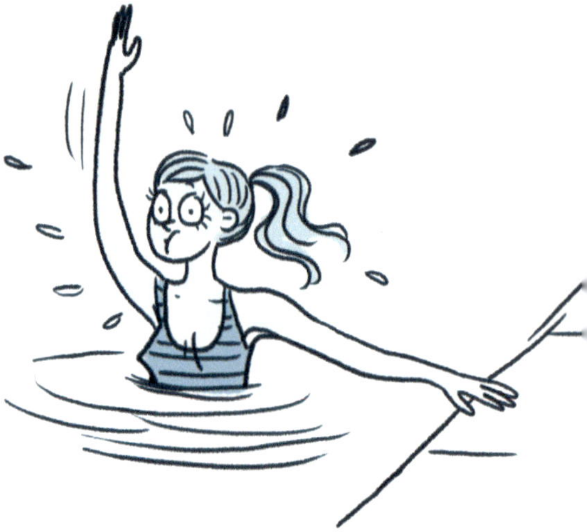

Tun Sie sich mit einer Freundin zusammen, das motiviert!
Achten Sie darauf, vor, während und nach dem Sport ausreichend zu trinken.
Suchen Sie sich feste Tage für Ihr Training aus, an denen Sie sich verbindlich mit sich selbst (und/oder einer Freundin) verabreden, nur so zeigen sich Erfolge!
Achten Sie beim Kraftaufwand auf die richtige Atmung.
Versuchen Sie zu spüren, welche Muskeln Sie jeweils anspannen.
Machen Sie nicht zu viele verschiedene Übungen, sondern wiederholen Sie eine Handvoll, um sie gut zu beherrschen.
Machen Sie nur vereinzelt Übungen außerhalb des Wassers, es geht hier schließlich um Aqua(!)-Fitness. Und bleiben Sie möglichst wenig am Beckenrand hängen. Wie alle Ausdauersportarten ist auch Aquafitness nur sinnvoll, wenn man die Übungen ohne große Verzögerung aneinanderreiht. Trainieren Sie Ihr Durchhaltevermögen.
Beenden Sie Ihr Training, indem Sie noch ein paar Bahnen ziehen.

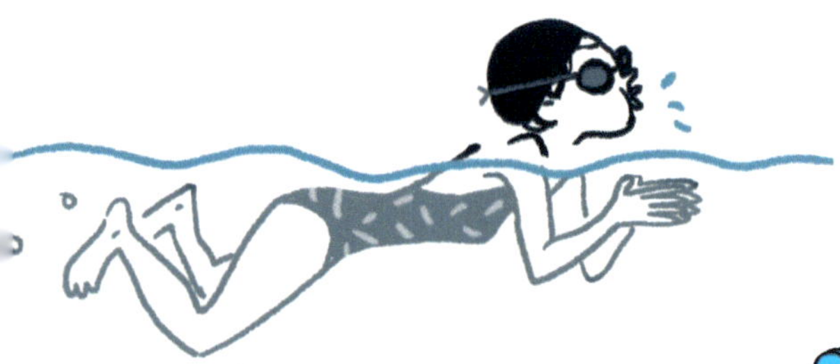

Beenden Sie den Schwimmbadbesuch mit einer warmen Dusche, das entspannt. Wenn es in Ihrem Bad eine Massagedüse oder ein Sprudelbecken gibt – umso besser, dann belohnen Sie sich damit!

3 Übungen zum sanften Aufwärmen

Beginnen Sie jede Trainingseinheit mit einer kurzen Aufwärmphase, um sich an das nasse Element zu gewöhnen und Ihren Körper auf die Anstrengung vorzubereiten. Am Anfang sollten leichte Übungen ohne Hilfsmittel stehen, anschließend können Sie die Intensität steigern, um Muskeln und Gelenke zu lockern. Aufgewärmt reagieren diese nämlich besser auf das Training und sind weniger anfällig für Verletzungen!

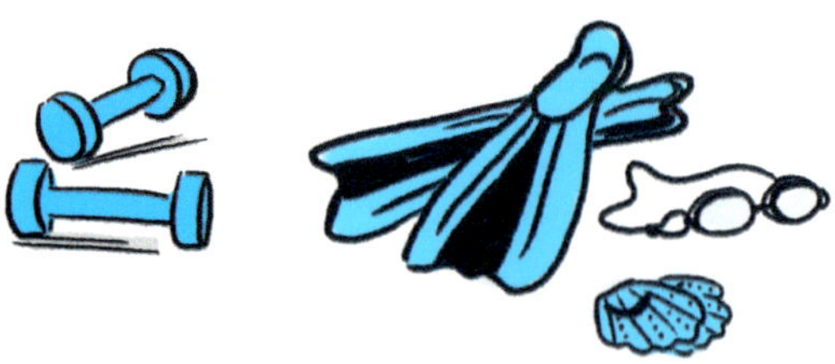

❶ Schnelles Vorwärts-/Rückwärtsgehen

Ausgangsposition: Bis zur Hüfte (oder auch bis zur Brust, dann mit höherem Schwierigkeitsgrad) im Wasser stehend.
Bewegungsabfolge: Gehen oder laufen Sie vor und zurück, erst langsam, dann steigern Sie das Tempo. Die Arme machen Pendelbewegungen, das ist Antrieb und Aufwärmübung zugleich.
Wie oft? 4-mal ca. 10 Meter ohne Pause in mittlerem bis schnellem Tempo.
Wozu? So wärmen Sie die Muskeln auf, steigern die Herzfrequenz und regen den Kreislauf an.

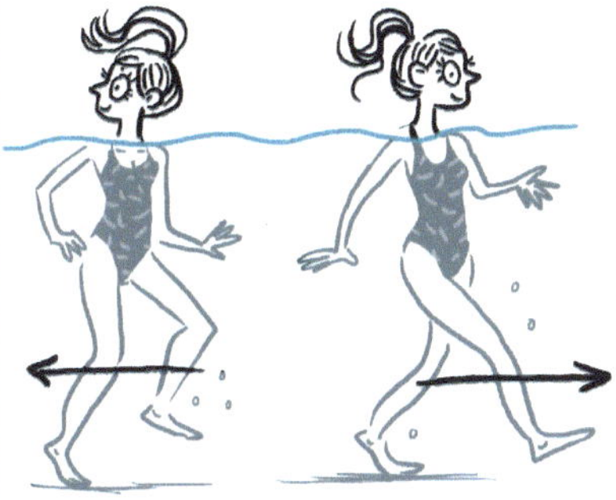

❷ Anfersen (»Fersen an den Po«)

Ausgangsposition: Bis zur Hüfte oder bis zur Brust (wenn man die Intensität steigern möchte) im Wasser stehend.
Bewegungsabfolge: Gehen bzw. laufen Sie, indem Sie die Hacken abwechselnd an den Po ziehen. Der Oberkörper soll dabei gerade bleiben. Benutzen Sie Ihre Arme zum Stabilisieren.
Wie oft? 3 bis 4 Durchläufe à 30 Sekunden.
Wozu? Zum Aufwärmen der vorderen Oberschenkelmuskeln und Wadenmuskeln, zum Lockern des Fußgelenks.

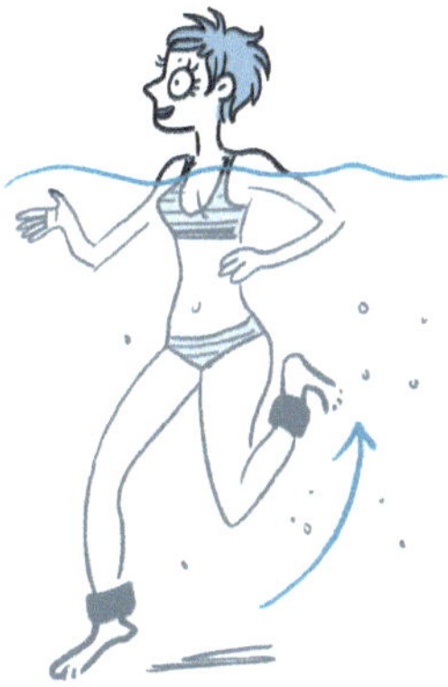

❸ Armpaddeln

Ausgangsposition: Aufrecht, der Rücken lehnt am Beckenrand, die Schultern sind unter Wasser. Arme nach vorn gestreckt, die Handflächen zeigen nach unten.
Bewegungsabfolge: Paddeln Sie senkrecht mit den Armen, jeweils bis kurz unter der Wasseroberfläche.
Wie oft? 3 Durchläufe à 30 Sekunden, dazwischen 30 Sekunden Pause.
Wozu? Um Ihre Arme, Schultern und Rückenmuskulatur aufzuwärmen.

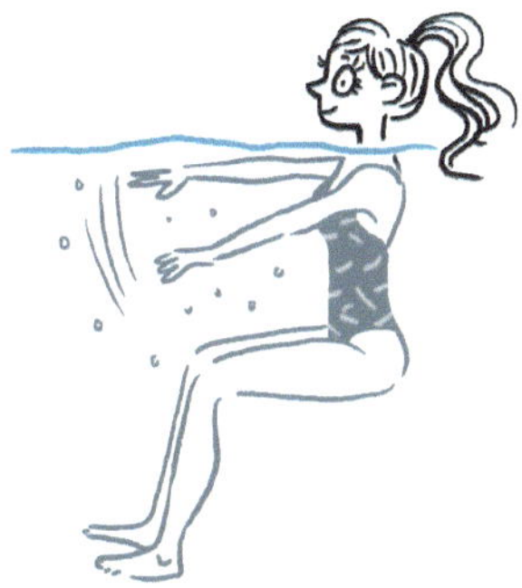

Wie atme ich am besten bei den Übungen im Wasser?

Bei sportlichen Aktivitäten ist es eigentlich immer am besten, durch die Nase ein- und durch den Mund auszuatmen. Im Wasser machen Sie aber besser genau das Gegenteil: Atmen Sie durch den Mund ein und entweder durch den Mund oder die Nase aus. Ganz gleich, wie Sie es machen: Achten Sie darauf, während der Anspannung auszuatmen (also mit ausgestrecktem Arm, angezogenem Knie etc.) und beim Loslassen einzuatmen. Sie werden merken: Das ist leichter gesagt als getan!

Wie sieht es mit Kursen aus?

Unter Anleitung lernt es sich abwechslungsreicher und spielerischer als allein. Für einen Wassergymnastik- oder Aquafitness-Kurs (Aqua-Cycling, Aqua-Combat, Aqua-Zumba, Aqua-Step …) müssen Sie sich verbindlich anmelden. Sie werden jedoch ziemlich sicher weniger kneifen, als wenn Sie allein üben! Und mehr Spaß macht es wahrscheinlich auch (siehe auch Info Seite 95).

Auskunft über alle Bäder in Deutschland gibt der **BäderAtlas** der Deutschen Gesellschaft für das Badewesen e.V.:
www.baederatlas.com
Auf den Seiten der jeweiligen Stadtverwaltungen finden sich immer auch Hinweise und Links auf die verfügbaren öffentlichen Bäder und ihre Angebote. Über einen **Vereinsfinder** verfügt die Internetpräsenz des Deutschen Schwimm-Verbands:
www.dsv.de (siehe auch Seite 95.)
Übrigens: Auch als Erwachsener kann es sich lohnen, noch mal einen Schwimmkurs zu machen, denn die Schwimmtechnik lässt sich immer noch verbessern! Man muss es sich nur von einem ausgebildeten Schwimmlehrer zeigen lassen. So beugt man zum Beispiel Rückenproblemen vor, die durch eine falsche Technik entstehen können.

Schwimm-App: Die kostenlose iPhone-App Speedo Fit erleichtert die Schwimmbadsuche, man kann sich Fitnessziele setzen und seine Fortschritte verfolgen.

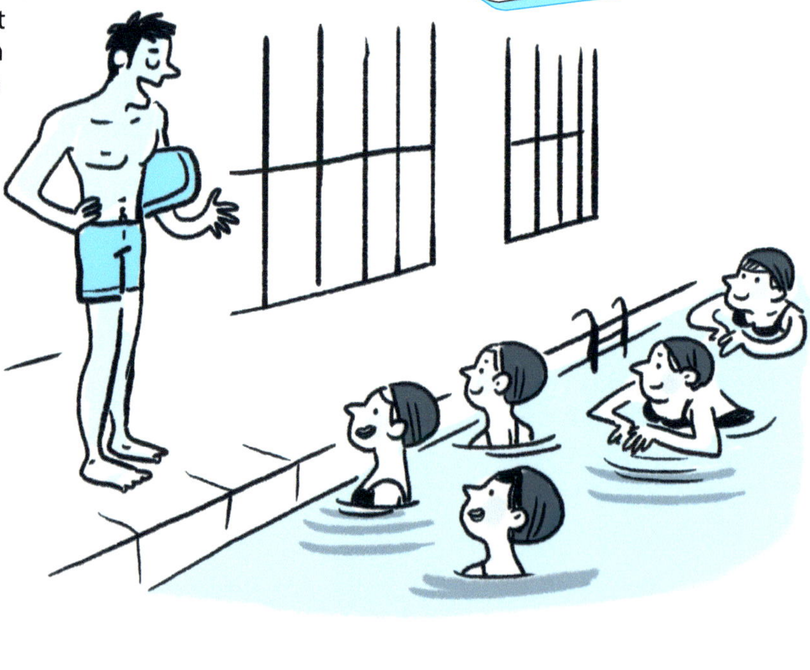

Brauche ich eine professionelle Ernährungsberatung zum Abnehmen?

Übergewicht, Blähungen, häufige Verstopfung, Lebensmittelunverträglichkeiten – es gibt viele Gründe, die dafür sprechen, eine Ernährungsberatung in Anspruch zu nehmen. Oftmals sind wir der Meinung, uns gesund zu ernähren, und nehmen in Wirklichkeit zu viele Kohlenhydrate, zu viel Zucker, zu viel Fett und zu wenig Eiweiß und Ballaststoffe in Form von Gemüse und Hülsenfrüchten zu uns. Es ist auch nicht ganz einfach, auf eine gesunde Ernährung umzuschalten. Fachleute können Sie dabei unterstützen, eine wirklich ausgewogene Ernährungsweise zu finden und Ihr Aquafitness-Abnehm-Programm zu optimieren. Wichtig dabei ist aber, den richtigen Ansprechpartner zu finden: Staatlich anerkannte Diätassistenten haben eine Ausbildung absolviert und arbeiten in einer Praxis, selbständig und in Gesundheitszentren. Ernährungsmediziner sind approbierte Ärzte und Ärztinnen mit einer Weiterbildung der DGEM (Deutsche Gesellschaft für Ernährungsmedizin). Sie sind selbständig tätig oder arbeiten in einem Krankenhaus oder einer Klinik. Die Beratung eines Ernährungsmediziners wird meist von der Krankenkasse übernommen, wenn sie vom Hausarzt verordnet wurde, eine (oftmals präventive) Ernährungsberatung dagegen nicht. Nur ein Arzt/eine Ärztin darf eine medikamentöse Therapie oder eine Kur verordnen. Wenn Sie Gewichtsprobleme haben, mit denen keine gesundheitlichen Beeinträchtigungen einhergehen, können Sie sich an beiderlei Spezialisten wenden. Bei Komplikationen wie Diabetes oder Übergewicht mit Bluthochdruck ist jedoch eine ärztliche Beratung notwendig.

Bei dem Termin sollten Ihre Ernährungs- und Lebensgewohnheiten zur Sprache gebracht werden (eventueller Bewegungsmangel, Tabak- oder Alkoholkonsum usw.). So kann der Ernährungsberater eine auf Sie abgestimmte Diät und ein personalisiertes Abnehmprogramm vorschlagen. Scheuen Sie sich nicht, den ersten Schritt zu tun und sich an Ihren Allgemeinarzt/Hausarzt zu wenden.

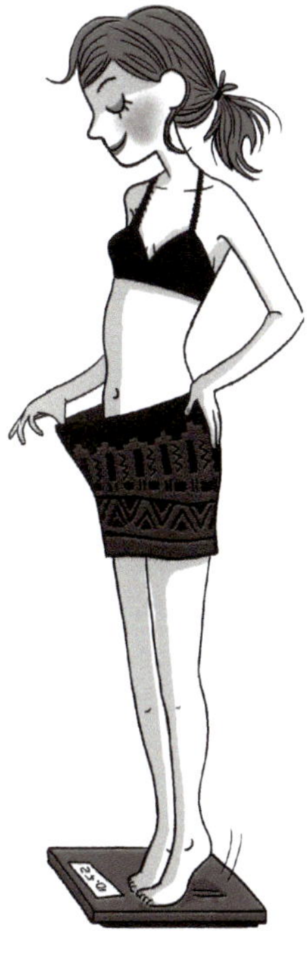

> »Essen ist eine höchst ungerechte Sache: Jeder Bissen bleibt höchstens zwei Minuten im Mund, zwei Stunden im Magen, aber drei Monate an den Hüften.«
>
> *Christian Dior*

Mein Ernährungsprotokoll

Schreiben Sie jeden Tag auf, was Sie zu sich genommen haben (nicht schummeln!).

Frühstück:

....

....

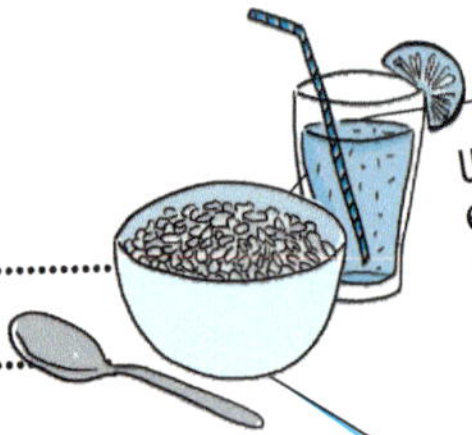

Um bei einer Heißhungerattacke nicht einzuknicken, versuchen Sie Folgendes: spazieren gehen, ein spannendes Buch lesen, mit der besten Freundin telefonieren, ins Kino gehen … Alles, was ablenkt, ist gut!

Zwischenmahlzeit um 10 Uhr morgens

....

....

Mittag

....

....

Zur Kaffeestunde

....

....

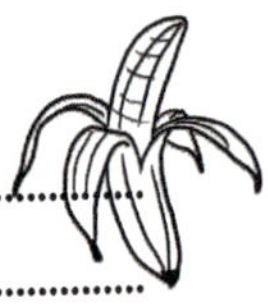

Abendbrot

....

....

Snacks und Knabbereien (Was? Zu welcher Uhrzeit?)

....

....

Heißhungerattacken

....

....

Wann?

....

....

Was war mit Ihnen los, als Sie diese Gier nach Süßem hatten?

....

....

....

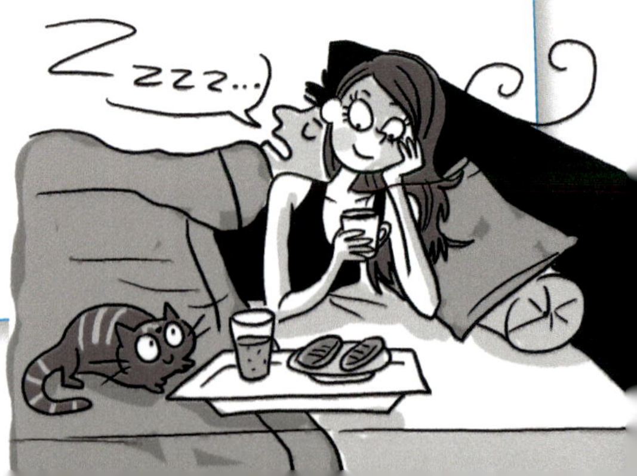

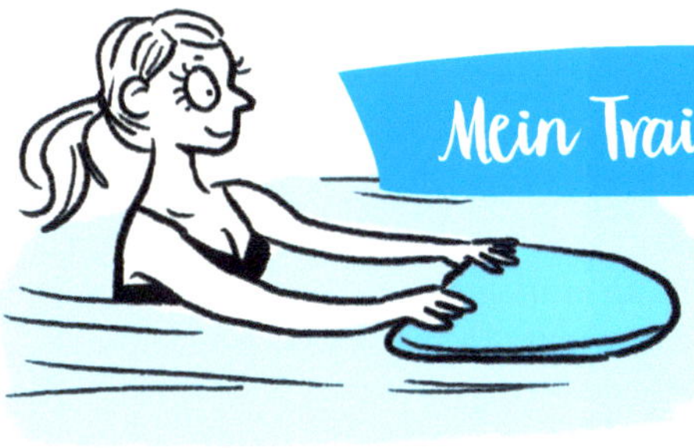

KAPITEL 3

Mein Trainingsziel für die 1. und 2. Woche: Kalorien verbrennen

Gute Nachrichten! Aquafitness (und übrigens auch Schwimmen) steigert den Grundumsatz, also die Energie, die Ihr Körper pro Tag ohne körperliche Anstrengung, das heißt bei völliger Ruhe, benötigt. Warum? Im Wasser muss der Organismus mehr Kalorien aufwenden, um eine Körpertemperatur von 37° C zu halten.
Nach einer Aufwärmphase von 5 bis 10 Minuten (siehe Seite 22) machen Sie am besten 2 bis 3 Kraftübungen aus jeder Kategorie (Oberkörper, Taille, Unterkörper) über insgesamt 20 bis 30 Minuten. Dann kommt die Ruhephase mit Dehnungs- und Entspannungsübungen (siehe Seite 81), die je nach Wassertemperatur 5 bis 10 Minuten dauern kann (je wärmer das Wasser, desto mehr kann man diese Phase ausweiten). Wiederholen Sie die Trainingseinheit regelmäßig, am besten 2- bis 3-mal pro Woche!

Übrigens sind für jede Übung sieben verschiedene Positionen/Bewegungen möglich. Sie können die auf den folgenden Seiten beschriebenen Übungen variieren, indem Sie:

- gehen
- laufen
- springen
- gleiten (die Füße wie beim Skifahren über den Grund schieben)
- wippen (vom einen Bein aufs andere)
- einen/keinen Auftrieb (Schwimmnudel) verwenden

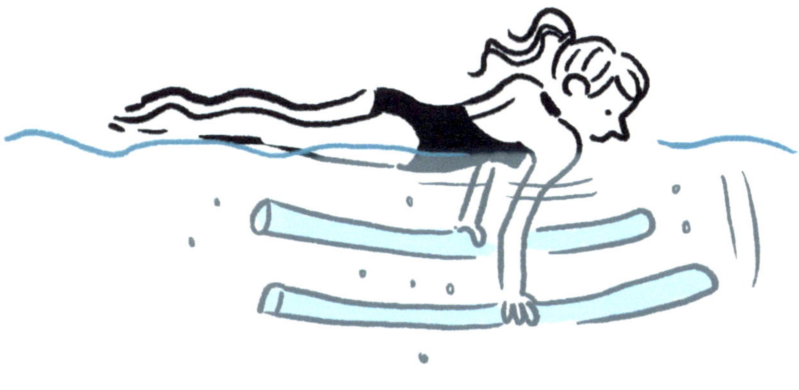

5 Kraftübungen für einen straffen Oberkörper

Sie finden Ihre Brust zu flach und Ihre Arme zu schlapp? Dann sind diese Übungen genau das Richtige!

Arme öffnen/schließen

Ausgangsposition: Die Schultern sind unter der Wasseroberfläche, die Arme seitlich ausgestreckt, die Handflächen zeigen nach hinten, die Beine stehen leicht auseinander.
Bewegungsabfolge: Nehmen Sie die Arme nach vorn und atmen dabei ein, breiten Sie sie zügig wieder aus und atmen dabei aus.
Wie oft? Drei Durchläufe à 1 Minute in mittlerem Tempo, 30 Sekunden entspannen. Wer das Training steigern möchte, macht in schnellem Tempo 5 Durchläufe von 1 Minute mit 15 Sekunden Pause.
Wozu? Zur Kräftigung der Deltamuskeln und allgemein zur Stärkung der Schultern!

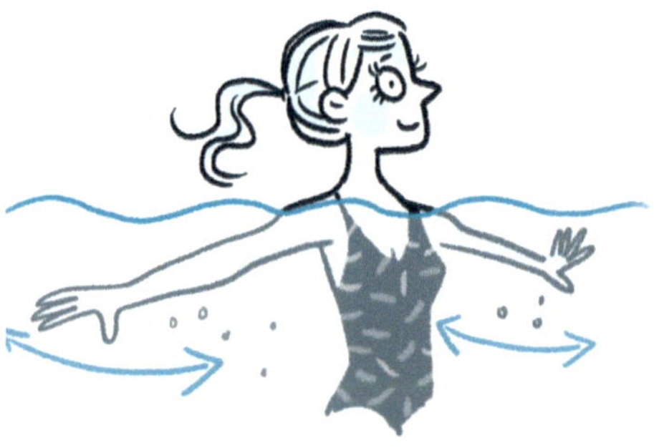

Applaus

Ausgangsposition: Bis zur Brust oder mit den Schultern unter Wasser, die Arme schräg nach unten ausgestreckt, die Handflächen schauen sich an.
Bewegungsabfolge: Klatschen Sie vor und hinter sich in die Hände.
Wie oft? 3 Durchläufe à 30 Sekunden, mit 30 Sekunden Pause. Für einen größeren Trainingseffekt schlagen Sie ein schnelleres Tempo an und machen 4 Durchläufe von 1 Minute, mit 15 Sekunden Verschnaufpause.
Wozu? So trainieren Sie die Brust- und Rückenmuskulatur, die dafür sorgt, dass die Brust nicht der Schwerkraft zum Opfer fällt …

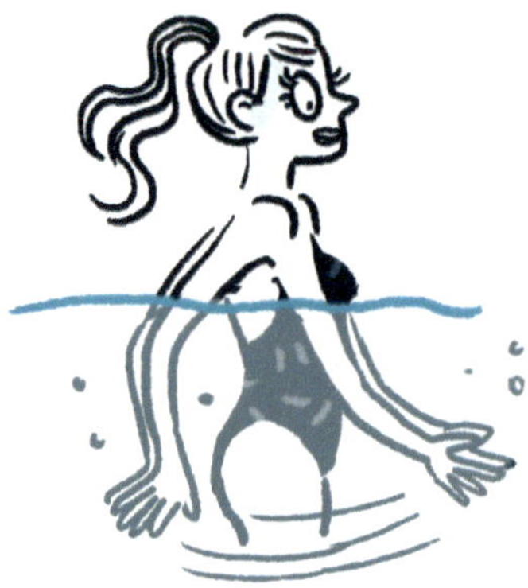

Senkrechte Armstöße

Ausgangsposition: Bis knapp unter den Ellbogen im Wasser stehend, ein Schwimmbrett (oder eine Schwimmnudel) in den Händen.
Bewegungsabfolge: Drücken Sie das Schwimmbrett mit einer schnellen Bewegung unter Wasser und lassen es dann langsam wieder nach oben kommen. Achten Sie auf eine gerade Haltung und atmen Sie aus, während die Arme das Brett nach unten stoßen.
Variation: Wenn Sie keine Hilfsmittel zur Verfügung haben, können Sie auch Klimmzüge am Beckenrand machen. Legen Sie die

Hände auf den Rand und ziehen Sie sich mit den Armen hoch, bis der Oberkörper aus dem Wasser ragt.
Wie oft? 2 Durchläufe à 1 Minute, mit 10 Sekunden Pause. Oder für die Sportlicheren: 3 Durchläufe à 1 Minute mit 5 Sekunden Pause.
Wozu? Zur Stärkung der Trizepsmuskeln, die unschön am Arm herunterhängen, wenn sie nicht gefordert werden!

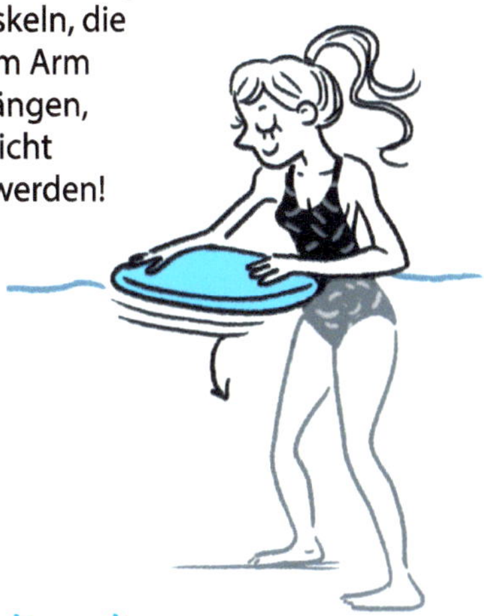

Liegestütz mit zwei Schwimmnudeln

Ausgangsposition: Der Körper liegt mit dem Bauch auf einem Schwimmbrett, der Kopf ist über der Wasseroberfläche. Nehmen Sie in jede Hand eine Schwimmnudel.
Bewegungsabfolge: Jetzt machen Sie »Liegestütze«, indem Sie beide Arme gleichzeitig nach unten drücken. Atmen Sie mit dem Armstoß aus.

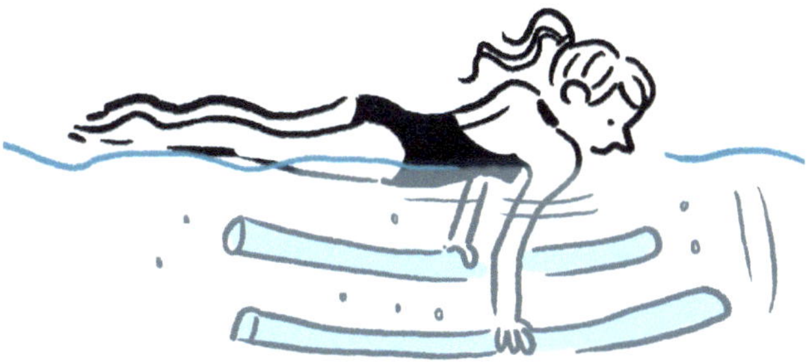

Wie oft? 2 Durchläufe à 45 Sekunden, 10 Sekunden Pause. Oder, wer es sportlicher möchte: 3 Durchläufe à 1 Minute mit 10 Sekunden Pause.
Wozu? Diese umfassende Übung lässt Brust- und Armmuskeln arbeiten – die vernachlässigen wir gerne, sie sind aber zum Ausformen einer tollen Figur sehr wichtig.

Armbeugen

Ausgangsposition: Bis zu den Schultern im Wasser stehend, die Ellbogen liegen seitlich am Körper an, die Arme sind nach unten gestreckt, die Handflächen zeigen zur Wasseroberfläche.
Bewegungsabfolge: Winkeln Sie die Arme mit einer schnellen Bewegung an, dann lösen Sie die Spannung und lassen Sie sie langsam wieder nach unten sinken. Um das Gleichgewicht zu halten, machen Sie einen leichten Ausfallschritt nach vorn. Atmen Sie beim Hochziehen der Arme aus.
Wie oft? 2 Durchläufe à 1 Minute, 10 Sekunden Pause. Für die Sportlicheren: 3 Durchläufe à 1 Minute, 5 Sekunden Pause.
Wozu? Zur Stärkung des Bizeps.
Variante: mit Handflossen oder Hanteln.

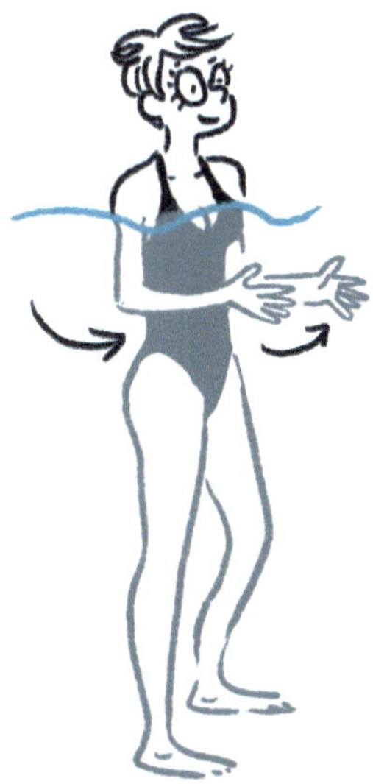

5 Kraftübungen für eine schöne Taille

Straffe Bauchmuskeln, davon träumen wir alle. Aus gutem Grund: Sie können einem die Figur retten und nebenbei dafür sorgen, dass wir wieder in unsere 38er-Röcke passen! Also ran, auch wenn es mal keinen Spaß macht! In einer Gruppe oder mit Freundinnen läuft es gleich viel besser. Wird den Übungen noch eine ausgewogene Ernährung zur Seite gestellt, beschleunigt sich die Wirkung, da können Sie zusehen, wie sich im Laufe weniger Wochen eine Wespentaille herausbildet!

Idealerweise wechseln Sie auch hier am besten die Übungen für die verschiedenen Körperzonen ab, so lassen Sie die Muskeln gleichmäßig arbeiten und verhindern, dass es langweilig wird!

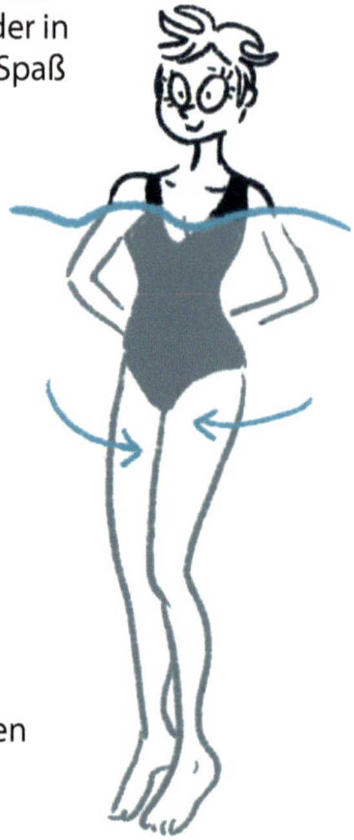

1. Hüftkreisen

Ausgangsposition: Im schultertiefen Wasser stehend, Beine zusammen, die Arme im Rücken verschränkt.

Bewegungsabfolge: Lassen Sie stehend die Hüfte kreisen, ohne die Schultern zu bewegen oder sich nach vorn zu beugen.

Wie oft? 3 Durchläufe à 1 Minute in gemäßigtem Tempo, 30 Sekunden Pause, oder anspruchsvoller: 4 Durchläufe à 1:30 Minuten mit 15 Sekunden Pause.

Wozu? Straffung von Taille, schrägen Bauchmuskeln und Beinen!

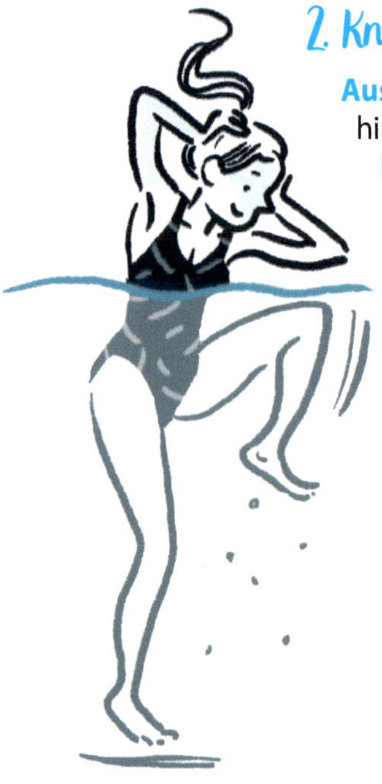

2. Knie an Ellbogen

Ausgangsposition: Bis zur Brust im Wasser stehend, die Hände hinterm Kopf, die Ellbogen gespreizt.

Bewegungsabfolge: Beugen Sie sich vor, bis sich das hochgezogene Knie und der Ellbogen berühren, entweder auf einer Seite oder, mit erhöhter Anstrengung, über Kreuz.

Wie oft? 2 Längen à ca. 10 Meter in mittlerem Tempo, mit kurzer 5-sekündiger Pause, oder für die Sportlicheren: 4 Längen à ca. 10 Meter in schnellem Tempo, ohne Pause.

Wozu? Zur Stärkung der schrägen Bauchmuskeln, die seitlich am Oberkörper sitzen. Eine gute Bauchmuskulatur ist entscheidend für einen flachen Bauch, sie wirkt straffend und zaubert eine schöne Taille!

3. Schwimmbrettkreisen

Ausgangsposition: Im brust- oder hüfthohen Wasser stehend, die Beine hüftbreit auseinander, ein Schwimmbrett in den Händen, das auf der Wasseroberfläche liegt.
Bewegungsabfolge: Drehen Sie den Oberkörper nach rechts und nach links, lassen Sie dabei die Arme gestreckt. Die Hüfte sollte sich nicht bewegen, und auch nach vorn beugen gilt nicht. Gar nicht so einfach!
Wie oft? 2 Durchläufe à 1:30 Minuten (ja, Sie haben richtig gelesen!) in mittlerem Tempo, mit 30 Sekunden Pause. Wer die Muskeln noch mehr arbeiten lassen will, macht 3 Durchläufe à 2 Minuten in schnellem Tempo und nur 15 Sekunden Pause.
Wozu? Zur Stärkung der schrägen Bauchmuskeln und zum Lockern der Hüftgelenke.

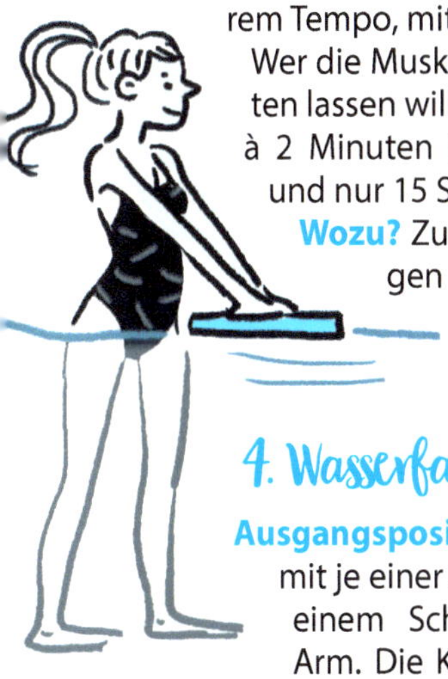

4. Wasserfahrrad

Ausgangsposition: In Sitzposition mit je einer Schwimmnudel oder einem Schwimmbrett unterm Arm. Die Knie sind angezogen, die Zehen an der Wasseroberfläche (oha!).
Bewegungsabfolge: Strecken Sie abwechselnd ein Bein aus, wobei die Zehen an der Oberfläche bleiben sollten. Versuchen Sie, den Bauch gespannt zu halten und keine ruckartigen Bewegungen zu machen!
Variation: Strecken Sie beide Beine gleichzeitig, dann hocken Sie sie auf Brusthöhe wieder an.

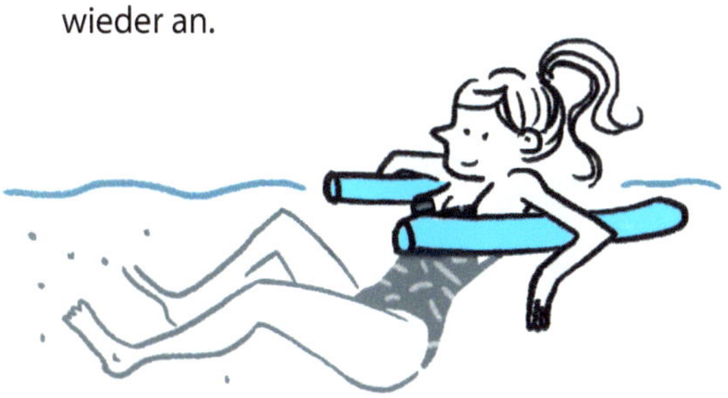

Wie oft? 3 Durchläufe à 1 Minute in mittlerem Tempo mit 30 Sekunden Pause oder für die Mutigeren: 4 Durchläufe à 1:30 Minuten mit 15 Sekunden Pause.
Wozu? Zum Stärken der Bauchmuskeln natürlich! Aber auch der Quadrizeps, der so schön stramme Oberschenkel macht, wird auf Touren gebracht.

5. Beinschere

Ausgangsposition: Legen Sie sich eine Schwimmnudel im Schulterbereich um den Rücken und klemmen Sie diese unter Ihre Arme, der Körper ist gerade, die Beine an der Hüfte abgeknickt. Halten Sie die Beine waagrecht ausgestreckt.
Bewegungsabfolge: Spreizen Sie die Beine und atmen Sie dabei ein, dann nehmen Sie sie ausatmend wieder zusammen. Vorsicht, nicht lang machen, sonst nützt die Übung nichts. Die Beine angespannt lassen.
Wie oft? 2 Durchläufe à 1 Minute in mittlerem Tempo, mit 30 Sekunden Pause. Oder (für die, die mehr vorhaben): 4 Durchläufe à 1:30 Minuten in schnellem Tempo, mit 15 Sekunden Pause.
Wozu? Kräftigen der Bauchmuskeln, aber auch der Adduktoren und Abduktoren, die innen und außen an den Oberschenkeln sitzen. Absolut gut!

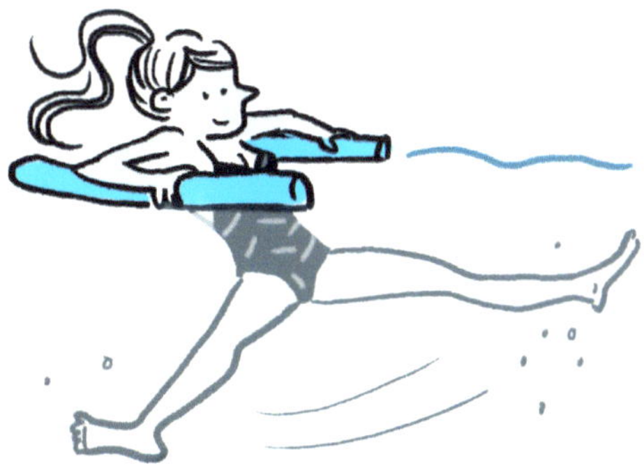

5 Übungen für einen straffen Unterkörper

Beklagen Sie sich (wie viele andere Frauen auch) über Reiterhosen oder zu dicke Oberschenkel? Dann sind diese Übungen genau das Richtige für Sie!

1. Sprünge mit geschlossenen Beinen

Ausgangsposition: Im hüft- oder brusthohem Wasser stehend.
Bewegungsabfolge: Springen Sie mit geschlossenen, gestreckten Beinen nach vorne, nach hinten, nach links, nach rechts.
Wie oft? 2-mal 10 Meter in gemäßigtem Tempo, 1:30 Minuten, ohne Pause. Oder, als größere Herausforderung: 4-mal 10 Meter in schnellem Tempo, 2:30 Minuten, ohne Pause.
Wozu? Zum Aufwärmen und für die Muskelarbeit – beteiligt sind die schrägen Bauchmuskeln (die für einen flachen Bauch!), die großen Muskeln auf der Vorderseite und die großen Muskeln auf der Rückseite der Oberschenkel und die Waden.

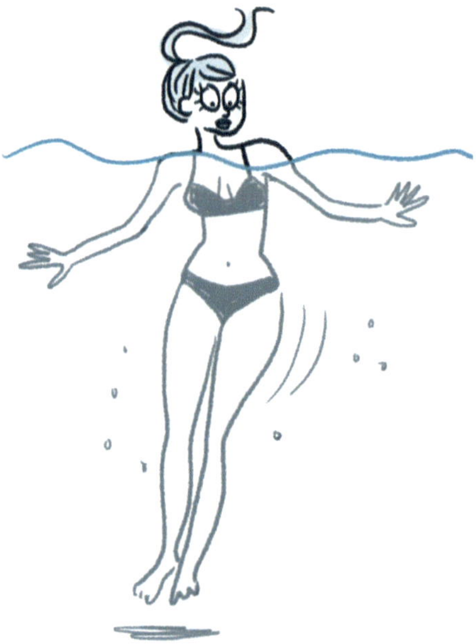

2. Kniehebelauf

Ausgangsposition: Im brusthohen Wasser stehend, die Arme an der Wasseroberfläche, die Beine geschlossen.
Bewegungsablauf: Heben Sie im Gehen abwechselnd die Knie, ohne sich nach vorn zu beugen.
Wie oft? 2-mal 10 Meter in mittlerem Tempo, ohne Pause. Für die Sportlicheren: 4-mal 10 Meter in schnellem Tempo (aber in sauberer Ausführung!), ohne Pause.
Wozu? Stärkung der großen Muskeln auf der Vorderseite der Oberschenkel, Lockern der Kniegelenke, Straffung der Bauchmuskeln.

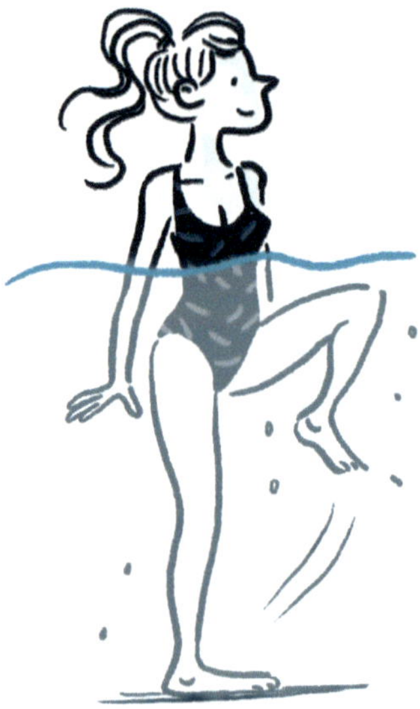

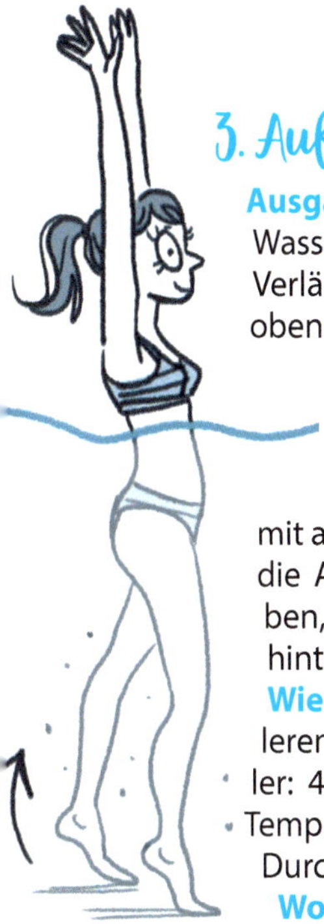

3. Auf Zehenspitzen

Ausgangsposition: Im hüfthohen Wasser stehend, die Arme in der Verlängerung des Körpers nach oben gestreckt. Die Hände sind verschränkt, die Beine geschlossen.

Bewegungsablauf: Laufen Sie auf Zehenspitzen, mit ausgestreckten Beinen, wobei die Arme hinter den Ohren bleiben, damit die Schultern nach hinten gezogen werden.

Wie oft? 2-mal 10 Meter in mittlerem Tempo oder anspruchsvoller: 4-mal 10 Meter in schnellem Tempo, ohne Pause zwischen den Durchläufen.

Wozu? Für superfeste Waden und fürs gute Gewissen, wenn Sie gerne hohe Absätze tragen, denn es heißt ja, die würden die Wadenmuskeln verkürzen!

4. Hampelmann-Sprünge

Ausgangsposition: Im hüfthohen Wasser stehend, die Arme im Rücken, die Beine zusammen.

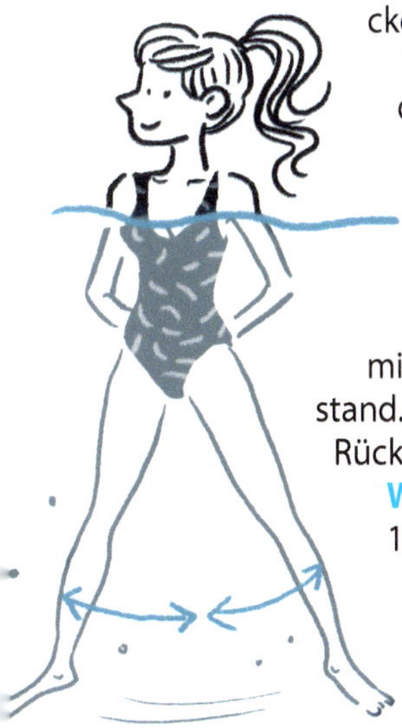

Bewegungsablauf: Auf der Stelle springen und dabei die Beine abwechselnd grätschen und wieder zusammenführen – mehr oder weniger schnell, mit mehr oder weniger Abstand. Achten Sie darauf, den Rücken gerade zu halten.

Wie oft? 2 Durchläufe à 1 Minute in gemäßigtem Tempo, 30 Sekunden Pause. Oder 4 Durchläufe à 1:20 Minuten in gemäßigtem Tempo, mit 15 Sekunden Pause.

Wozu? Die Übung trainiert Adduktoren und Abduktoren – die Muskeln an Innen- und Außenseiten der Schenkel.

5. Beinpendel

Ausgangsposition: Im hüfthohen Wasser locker auf einem Bein stehend, indem Sie sich mit dem Unterarm (der Standbeinseite) am Rand abstützen.

Bewegungsablauf: Lassen Sie ein Bein im großen Winkel vor- und rückwärtsschwingen. Das Schwungbein wird nach jedem Durchgang gewechselt.

Wie oft? 2 Durchläufe à 1 Minute, ohne Pause. Die Sportlicheren machen 4 Durchläufe à 1 Minute, ohne Pause.

Wozu? Zur Straffung von Po und Oberschenkeln in einer Gleichgewichtsübung!

Variante: Nach mehreren Durchläufen können Sie Knöchelgewichte hinzunehmen.

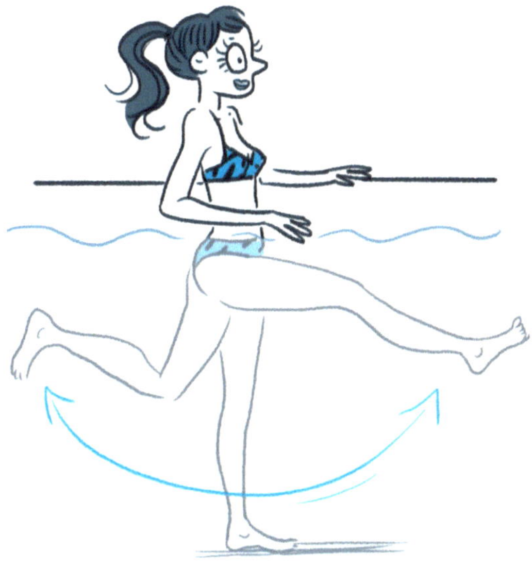

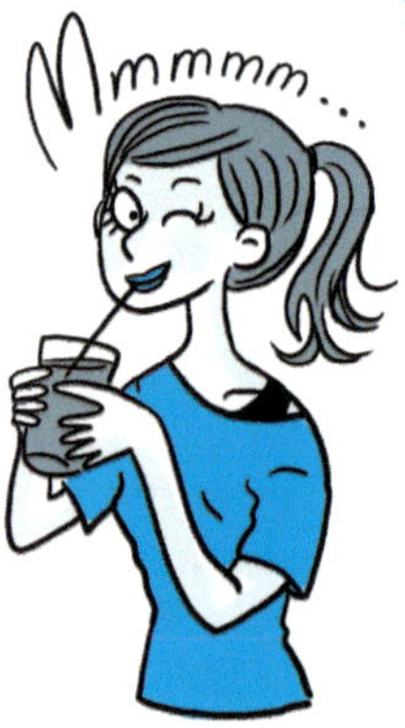

Mein Ernährungsziel für die 1. und 2. Woche:

Entgiften!

Der beste Einstieg in eine gesündere Ernährungsweise ist eine zweiwöchige »Entgiftung«, mit der Leber, Nieren und andere Organe von Toxinen befreit werden. Da die schädlichen Stoffe in den Adipozyten (den Zellen des Fettgewebes) eingelagert sind, hilft so eine Entgiftungskur auch, ein paar Pfund abzunehmen. Sie werden Ihren Badesanzug also gleich viel lieber anziehen! Wenn Sie die Gifte loswerden, sorgen Sie außerdem recht schnell dafür, dass der Organismus sich erholt und Sie sich viel fitter fühlen! So bekommen Sie Lust, sich mehr zu bewegen!

Wie fange ich an?

Setzen Sie auf Bio-Produkte

Unsere Umwelt wird zwar nie ganz frei von Pestiziden und anderen Giftstoffen (Abgasen etc.) sein, doch wenn Sie Lebensmittel aus kontrolliert biologischem Anbau zu sich nehmen, ist das der beste Weg, sich vor Schadstoffen wie beispielsweise Hormonen und Medikamenten im Fleisch zu schützen, da diese in der ökologischen Landwirtschaft keine Anwendung finden. Außerdem gibt es dort keine Massentierhaltung.

Halten Sie sich an Lebensmittel, die reich an Ballaststoffen, Vitaminen und Mineralien sind

Bevorzugen Sie Gemüse und Obst, das viel Ballaststoffe, Vitamine und Mineralien enthält, und Getreide (lieber Gerste, Quinoa und Buchweizen statt Weizen), das nicht raffiniert ist. Versuchen Sie, pro Tag 5 Obst- und Gemüseportionen zu essen, und achten Sie dabei auf frische, jahreszeitliche Produkte aus biologischem Anbau. Dazu kommen Nüsse (Haselnüsse, Mandeln, Cashews, Walnüsse, Pistazien …) und Beeren (Goji-Beeren, Cranberrys …).

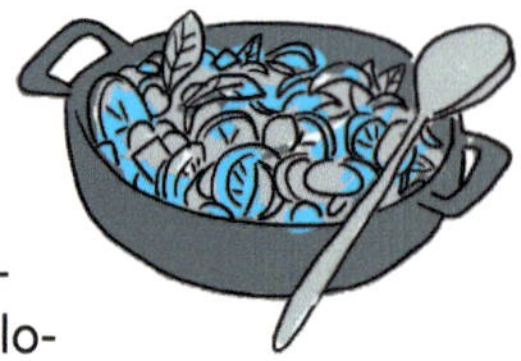

Trinken Sie viel Wasser

Damit die Abfallstoffe gut abtransportiert und entsorgt werden, sollten Sie viel trinken, am besten stilles Mineralwasser oder Quellwasser (das weniger belastet ist als Leitungswasser). Außerdem grünen Tee, basischen Tee, Kräutertee, Gemüsebrühe …

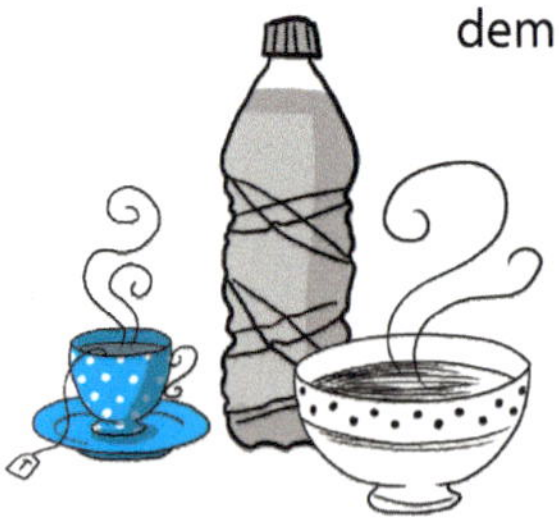

Reduzieren Sie entzündungsfördernde Lebensmittel

Entzündungsfördernde Lebensmittel sind rotes Fleisch, Kaffee, Alkohol, Sonnenblumenöl … Vorsicht auch bei industriell verarbeiteten Lebensmitteln, Fertiggerichten, raffiniertem Zucker und Produkten voller Zusätze und Farbstoffe!

Achten Sie stattdessen auf entzündungshemmende Lebensmittel

Entzündungshemmend sind grüner Tee, Fettfische, Rapsöl …

Entwässern Sie mit diuretischen Lebensmitteln

Kohl, Lauch, Zwiebeln, Sellerie … Am Ende der zwei Wochen werden Sie mindestens ein Pfund Gewicht verloren haben, Ihr Bauch wird sich flacher anfühlen, die Taille schmaler. Sie werden neue Kraft verspüren und sich über Ihre zarte Aprikosenhaut freuen!

> »Heute ist ein wunderbarer Tag, der sich bestens eignet, um daraus ein schönes ›Gestern‹ für morgen zu machen.«
>
> *Unbekannt*

Regeln für die Entgiftungswoche

Bauen Sie am besten täglich fünf Lebensmittel mit entgiftender Wirkung in Ihre Ernährung ein.

Lebensmittel mit positiver Wirkung und Lebensmittel, die Sie besser meiden

Lieber meiden ☹	**Gut für Sie** ☺	**Immer gerne!** ☺
Raubfische aus Wildfang mit hohem Fettgehalt	Kleinere Fische aus Bio-Aufzucht	2 Portionen Bio-Obst (1 Portion = 1 Apfel oder 1 Handvoll Erdbeeren oder …)
Obst und Gemüse aus herkömmlicher Landwirtschaft	Wildfisch aus geschützten Gebieten, Meeresfrüchte	Viel Bio-Gemüse 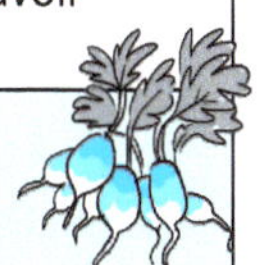
Lebensmittel mit Glukosesirup/ Fruktosesirup	Regionales (Bio-)Gemüse	Wurzelgemüse wie Karotten, Topinambur, Rote Bete, Knollensellerie, Pastinaken …
Verarbeitete Produkte mit Lebensmittelzusätzen, die als gesundheitsschädigend gelten	Bio-Vollkornprodukte (Quinoa, Reis, Hirse …), Buchweizen, Kartoffeln und Süßkartoffeln	Sprossen wie Alfalfa, Rettich, Kresse (gern auch selbst gezogen)

Lieber meiden ☹	**Gut für Sie** ☺	**Immer gerne!** ☺
Kuhmilchprodukte 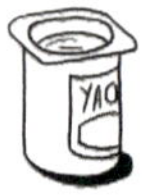	Sojajoghurt, allgemein Produkte aus pflanzlicher Milch (Mandel-, Reis-, Nuss-, Kokosmilch), Produkte aus Ziegen- oder Schafsmilch	Verschiedene Kräutertees (wechseln Sie ruhig häufig ab) oder auch einfach nur heißes Wasser 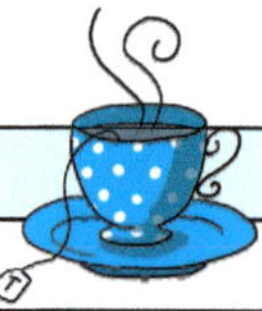
Fertiggerichte	Schokolade ab 70 % Kakaoanteil	Gewürze
rotes Fleisch	weißes Fleisch	Kräuter
Aspartam und synthetische Süßstoffe	natürliche Süßstoffe wie Stevia	Vanilleextrakt oder Zimt
Eier	Lebensmittel mit viel pflanzlichem Protein: Tofu, Gemüse, Bio-Soja	Algen

Die Top 10 der für eine Entgiftung unentbehrlichen Lebensmittel

Für die Entgiftungsphase sollten Sie unbedingt bestimmte Lebensmittel in Ihren Ernährungsplan einbauen – so lautet die Empfehlung von Valérie Orsoni, die als Coach und Ernährungsberaterin arbeitet und die »BootCamp«-Methode erfunden hat. Konsumieren Sie täglich mindestens fünf der folgenden Lebensmittel:

1. Buchweizen
2. Apfel
3. Knoblauch
4. Tofu
5. Backpflaumen
6. Artischocke
7. Banane
8. Avocado
9. Rote Bete
10. Kreuzblütler: Brokkoli, Kohl, Rosenkohl, Grünkohl, Blumenkohl, Kresse, Weiße Rüben, Radieschen, Rucola …

Die Ernährungstipps auf diesen Seiten stammen von Valérie Orsoni
Die gebürtige Korsin, die mit ihrer Familie in Kalifornien lebt, schlug sich lange mit Gewichtsproblemen herum, bis es irgendwann Klick gemacht hat. Seit mehreren Jahren arbeitet sie als Ernährungscoach und hat erfolgreiche Ratgeber zum Thema veröffentlicht (nicht auf Deutsch erschienen). Valérie Orsoni hat Hollywoodstars gecoacht und mithilfe von Ärzten und Ernährungsexperten ein eigenes Diätprogramm aufgestellt: »BootCamp« (www.valerieorsoni.com/en – auf Englisch).

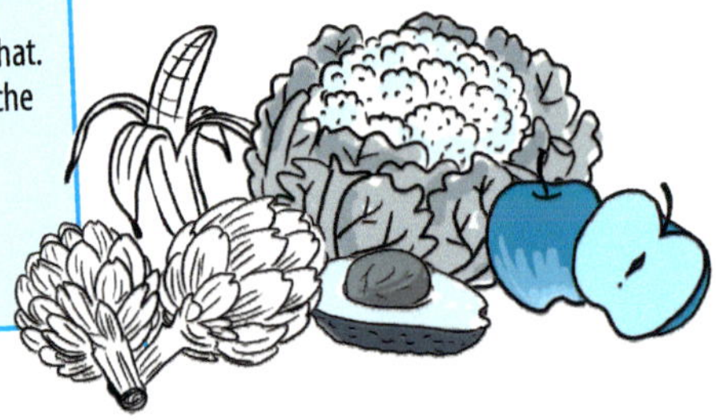

Mein Ernährungsprogramm

Hier nun der detaillierte Ernährungsplan über sieben Tage, **wie ihn Fitness- und Ernährungscoach Valérie Orsoni vorschlägt.**

Um in Form zu bleiben, ist die richtige Ernährung extrem wichtig. Wenn Sie verhindern wollen, dass Sie beim Aquasport schlappmachen, sollten Sie vor allem auf kohlenhydratreiche Kost setzen, deren Energie nach und nach freigesetzt wird: Vollkornpasta, Vollkornreis, Hülsenfrüchte, Gemüse ... So können Sie länger im Wasser bleiben, ohne dass Ihnen kalt wird oder flau im Magen. Achten Sie bei diesen Lebensmitteln aber auf einen geringen glykämischen Index (siehe Seite 61), so wird kein jäher Insulinanstieg provoziert, der für Heißhungerattacken und Energietiefs sorgt.

Auch Lebensmittel mit entgiftender Wirkung sind unbedingt zu empfehlen.

Vor der Aquafitness sollten Sie etwas leicht Verdauliches zu sich nehmen, bloß nichts Fettes. Steigen Sie nicht direkt nach dem Essen ins Wasser, sondern warten Sie am besten eine Stunde, damit der Magen in Ruhe arbeiten kann. Sorgen Sie dafür, dass Sie immer ein Getränk dabeihaben, und trinken Sie regelmäßig, auch während des Trainings.

Nach dem Schwimmen sollten Sie in den ersten 20 bis 30 Minuten Ihre Energiereserven auffüllen, je nach Uhrzeit mit einem gesunden Snack oder einer ausgewogenen Mahlzeit.

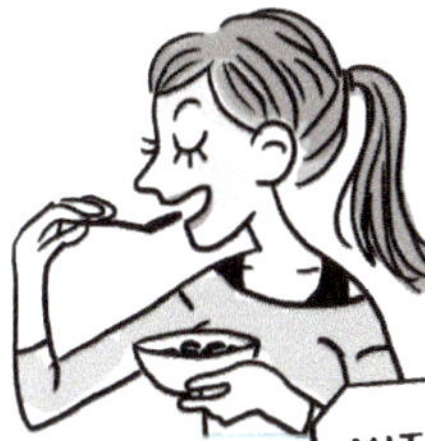

1. Tag

FRÜHSTÜCK

- ½ Glas Wasser (Zimmertemperatur) mit dem Saft 1 frisch gepressten Zitrone
- 1 Tasse grüner Tee
- 1 Buchweizencrêpe oder 1 Scheibe Vollkornbrot
- 1 Sojajoghurt

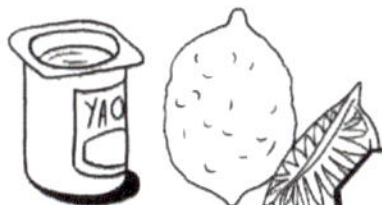

SNACK

- Vitamin-C-Schub (1 Kiwi oder 1 Birne oder 1 Apfel)
- 1 Handvoll Mandeln
- grüner Tee nach Belieben

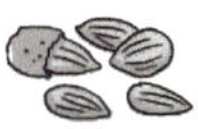

Valérie Orsonis kleines Plus am Morgen: Zitrone!
Trinken Sie morgens nüchtern den mit ca. 150 ml zimmerwarmem Wasser verdünnten Saft einer Zitrone. Dieser kleine Trick (den übrigens viele Stars kennen) hilft, die Nieren anzuregen, die Leber zu reinigen, Gifte zu beseitigen und die Verdauung zu fördern.

MITTAGS

- Grünkohlsalat (mit Orangensaft angemacht, dann ist er weniger herb)
- Seelachsfilet, in Alufolie gegart, mit 1 EL Olivenöl und Kräutern der Provence
- 4 EL Quinoa
- 1 Banane

ABENDS

- Tomatensuppe mit Zwiebel, Oregano, etwas Olivenöl und Gewürzen
- Tofu mit Senf
- 1 Scheibe Vollkornbrot
- 1 Orange
- im Laufe des Abends noch einen frischen Minztee

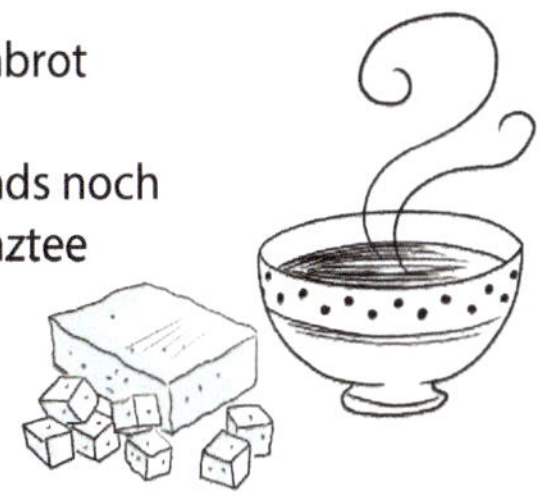

2. Tag

FRÜHSTÜCK

- ½ Glas Wasser (Zimmertemperatur) mit dem Saft 1 frisch gepressten Zitrone
- 1 Tasse grüner Tee
- 1 Buchweizencrêpe oder 1 Scheibe Vollkornbrot
- 1 Heidelbeer-Smoothie (Rezept siehe Seite 43)
- 1 Handvoll Mandeln, Haselnüsse und Cranberrys

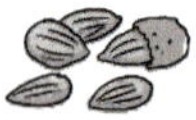

MITTAGS

- 1 Hühnerbrust mit Curry, Koriander und Zitrone
- Kürbisgratin
- 1 Orange

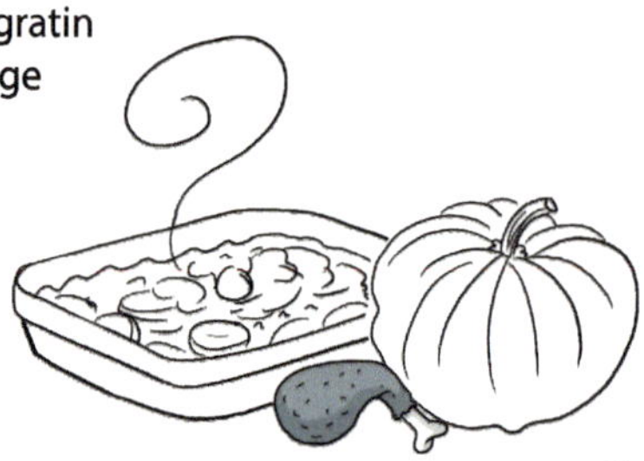

SNACK

- 2 Kiwis
- 10 Mandeln
- grüner Tee nach Belieben

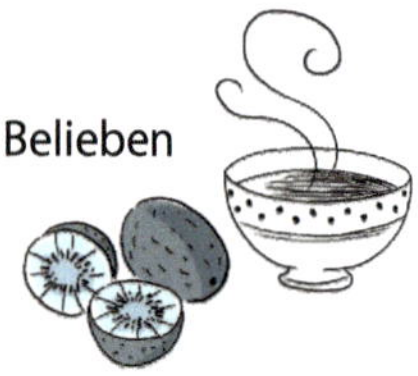

ABENDS

- 1 Artischocke, dampfgegart, mit einer Soße aus 2 Schafsmilch- oder Sojajoghurts und 2 TL Balsamico-Essig
- Kürbiscremesuppe mit Sojacreme und Tofu-Würfeln
- 4 Backpflaumen
- Eisenkrauttee

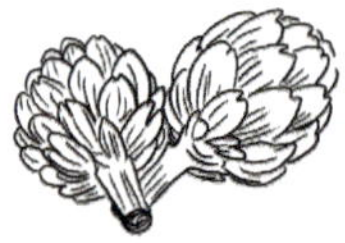

3. Tag

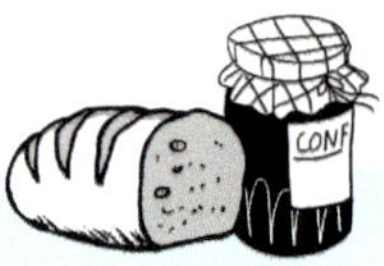

FRÜHSTÜCK

- ½ Glas Wasser (Zimmertemperatur) mit dem Saft 1 frisch gepressten Zitrone
- 1 Tasse grüner Tee
- 1 Buchweizencrêpe oder 1 Scheibe Vollkornbrot mit 1 EL Konfitüre
- 1 Ingwer-Kick (Rezept siehe Seite 43)

MITTAGS

- Salat aus Kresse und Rotkohl mit Knoblauch-Vinaigrette
- lauwarmer Salat aus roten Linsen und Quinoa (150 g, gekocht), mit Tomatenwürfeln

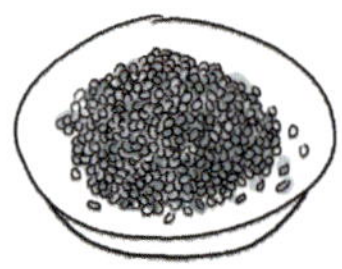

SNACK

- 2 Clementinen oder 2 Backpflaumen
- grüner Tee nach Belieben

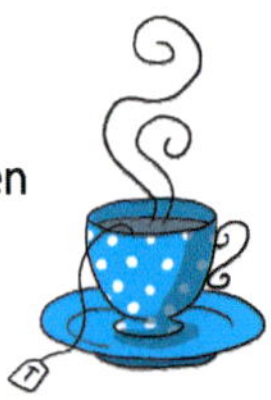

ABENDS

- fein geschnittene Rote Bete mit Nüssen
- 1 Lachsfilet mit Dill
- Herbstliche Gemüsepfanne: Kürbis-, Birnen- und Karottenwürfel in 1 EL Olivenöl gedünstet
- 3 Scheiben frische Ananas
- Kräutertee

4. Tag

FRÜHSTÜCK

- ½ Glas Wasser (Zimmertemperatur) mit dem Saft 1 frisch gepressten Zitrone
- 1 Tasse grüner Tee
- 1 Sojajoghurt und 4 EL Haferflocken, ohne Zucker
- 1 in Würfel geschnittener Apfel, mit Zimt bestreut

SNACK

- 2 Backpflaumen oder ½ Grapefruit
- grüner Tee nach Belieben

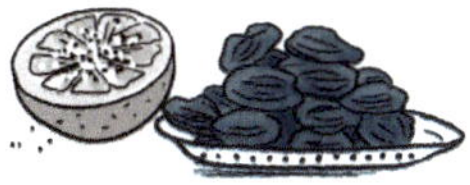

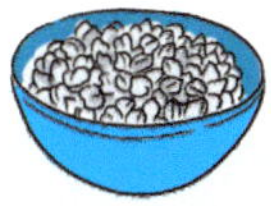

MITTAGS

- vegetarischer Couscous: Buchweizenkörner, Kichererbsen, gewürfeltes Gemüse der Saison, klein gehackte Tomaten mit Ras-el-Hanout (Couscous-Gewürzmischung)
- 2 Clementinen

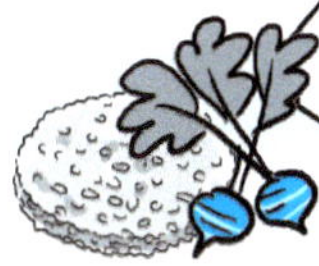

ABENDS

- Rote-Bete-Salat
- 4 EL Humus
- 4 EL Auberginenpüree
- 1 Tortilla oder glutenfreies Brot
- Kräutertee

5. Tag

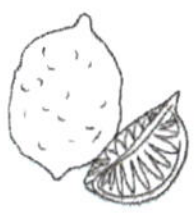

FRÜHSTÜCK

- ½ Glas Wasser (Zimmertemperatur) mit dem Saft 1 frisch gepressten Zitrone
- 1 Tasse grüner Tee
- Bananen-Vanille-Smoothie (1 geschälte Banane mit ½ TL Vanilleextrakt und 1 Sojajoghurt pürieren)
- 1 Scheibe Vollkornbrot

SNACK

- 1 Grüner Energieschub (Rezept siehe Seite 43)
- grüner Tee nach Belieben

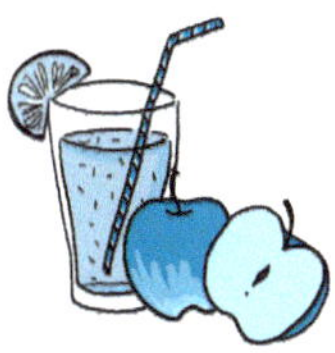

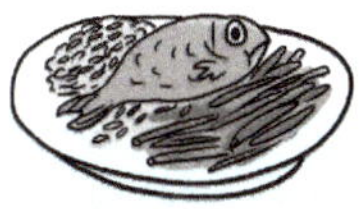

MITTAGS

- Antipasti aus Rotkohl und glutenfreies Brot (aus dem Bio-Laden)
- 1 Seezungenfilet mit frischer Petersilie und Knoblauch
- Mangoldgratin (Soße aus Sojacreme und Buchweizenmehl)
- 1 Mango in Würfeln, mit Kokosnussraspeln bestreut

ABENDS

- 1 Avocado mit Meersalz
- Möhrencremesuppe mit Ingwer und Kokosöl
- Kräutertee

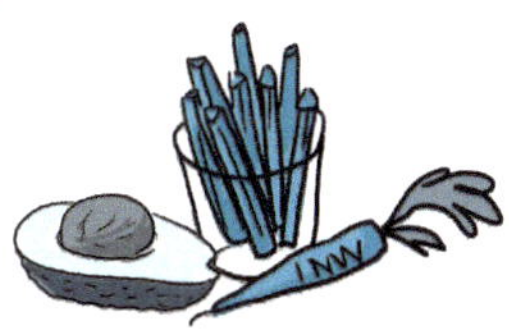

6. Tag

FRÜHSTÜCK

- ½ Glas Wasser (Zimmertemperatur) mit dem Saft 1 frisch gepressten Zitrone
- 1 Tasse grüner Tee
- Glutenfreie Frühstücksflocken mit Mandelmilch
- 1 Schale mit roten Früchten

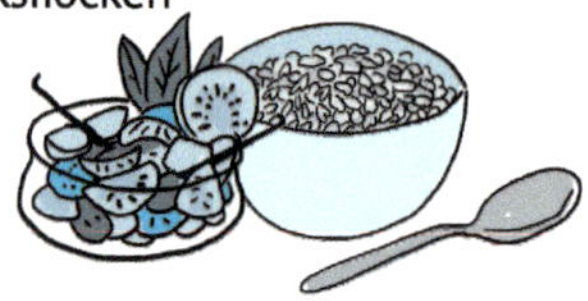

MITTAGS

- Möhrensalat mit Koriander
- Soja-Steak
- Kürbisgratin mit Zimt
- Salat aus 1 Kiwi und 1 Backpflaume

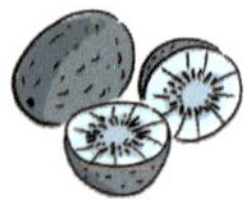

SNACK

- 1 Handvoll Mandeln
- grüner Tee nach Belieben

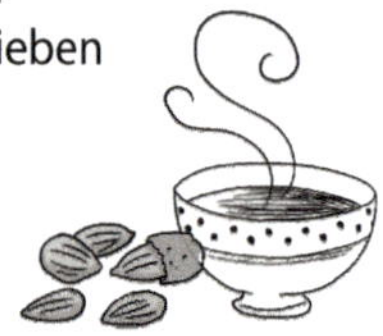

ABENDS

- Buchweizencrêpe gefüllt mit Lachs und Fenchel
- Feld- und Rucolasalat mit Grapefruitschnitzen und Knoblauch-Vinaigrette
- Kräutertee

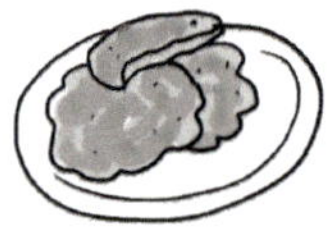

7. Tag

FRÜHSTÜCK

- ½ Glas Wasser (Zimmertemperatur) mit dem Saft 1 frisch gepressten Zitrone
- 1 Tasse grüner Tee
- 1 Scheibe Vollkornbrot
- 3 EL Apfelkompott ohne Zuckerzusatz

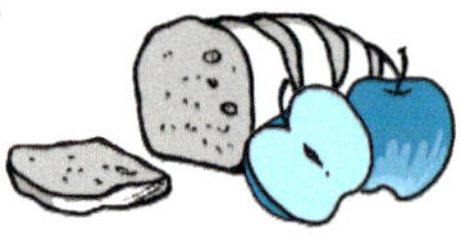

MITTAGS

- 1 Räucherlachs-Ziegenfrischkäse-Rolle mit 1 TL gehackter Petersilie, Salz, Pfeffer und Knoblauchpulver
- überbackene Zucchini, Tomaten und Zwiebeln
- 1 Banane

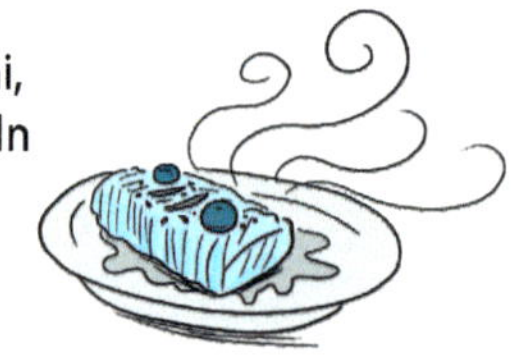

SNACK

- 1 Handvoll Mandeln
- grüner Tee nach Belieben

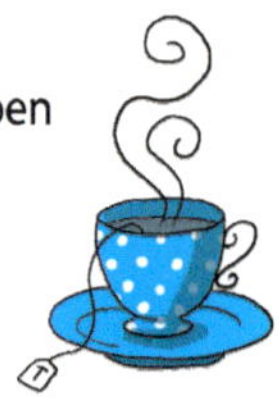

ABENDS

- gegrillte Tofu-Würfel mit Kirschtomaten
- Püree aus Möhren und Erbsen
- 5 EL Vollkorn- oder Wildreis
- 1 Birne

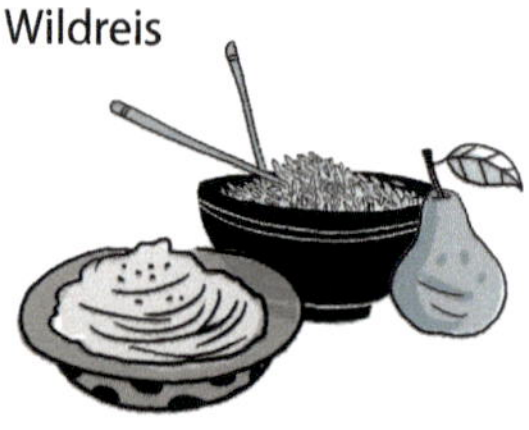

Und was trinke ich während der Entgiftung?

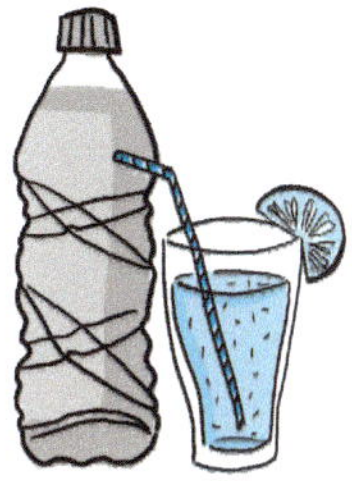

Fitness- und Diätcoach Valérie Orsoni meint dazu:

Ganz klar, das einzige lebensnotwendige Getränk ist Wasser. Unser Körper besteht zu mehr als 70 Prozent daraus – und nicht etwa aus Kaffee, Tee oder Alkohol! Ebenso wenig aus Energy-Drinks oder säure- und zuckerhaltigen Getränken, die uns angeblich remineralisieren sollen! Was man am besten trinkt? Wasser, Wasser und nochmals Wasser! Zur Abwechslung auch grünen Tee, Kräutertee oder durch Zitrone, Gurke oder Himbeeren alkalisiertes Wasser (das dann basisch, das Gegenteil von sauer, ist). So bringt man den Säure-Basen-Haushalt des Körpers ins Gleichgewicht. Dieser wird durch die moderne Ernährung, Bewegungsmangel und Stress in den sauren Bereich verschoben. (Gut zu wissen: Säurehaltige Getränke haben nicht unbedingt einen säuerlichen Geschmack und umgekehrt. Zitrone zum Beispiel schmeckt zwar sauer, ist aber ein basenbildendes Lebensmittel.)

Und wenn mich doch der Heißhunger packt?

Um Heißhungerattacken zu vermeiden und erst gar nicht schwach zu werden, habe ich Ihnen hier 17 Tipps von Ernährungsberater **Dr. Arnaud Cocaul und Ernährungscoach Valérie Orsoni** zusammengestellt.

❶ Kochen Sie selbst. So vermeiden Sie Fertigprodukte, die einen dazu verleiten, mehr als nötig zu essen, und zudem meist ungesund und kalorienreich sind. Stehen Sie aber nie mit leerem Magen am Herd, sonst können Sie das Naschen nicht lassen und kochen zu viel und zu fett!

❷ Verbannen Sie Kekse, Schokolade und andere süße und salzige »Snacks« voller unnützer Kalorien konsequent aus Ihren Vorräten. Wenn Sie unbedingt eine Leckerei dahaben wollen, für den Fall, dass sich überraschend Besuch ansagt, dann in einer Geschmacksrichtung, die Sie nicht mögen (Mokka oder Orange zum Beispiel), so kommen Sie nicht in Versuchung!

❸ Nehmen Sie morgens oder am Nachmittag eine Zwischenmahlzeit ein, wenn Sie es gewohnt sind, kleinere Portionen zu essen. Auch in der Umstellungsphase ist das grundsätzlich günstig, denn durch das ungewohnte Training haben Sie wahrscheinlich mehr Hunger als sonst, und mit einer Kleinigkeit im Magen müssen Sie sich mittags oder abends nicht so auf das Essen stürzen. Der Appetit wird kontrolliert, und Sie schaffen es besser, Ihre Gelüste im Zaum zu halten. Einen gesunden kleinen Imbiss sollten Sie also immer da- (oder dabei-) haben, in der Handtasche, im Büro oder im Auto: Eine Portion Obst und eine Handvoll Mandeln und Sie haben die Attacke gemeistert!

❹ Nehmen Sie sich Zeit, gründlich zu kauen (mindestens 20-mal pro Happen!). Das erleichtert die Verdauung und sorgt für ein Sättigungsgefühl.

❺ Vermeiden Sie einfache Kohlenhydrate, die der Organismus rasch aufnimmt und die nur für einen kurzen Energieschub sorgen. Kurz danach verlangt der Körper schon nach einer weiteren Dosis Zucker …

6 Putzen Sie sich nach jedem Essen die Zähne. Genießen Sie das schön saubere Gefühl im Mund, das auch den Appetit zügelt.
7 Wenn Sie keine Möglichkeit haben, Zähne zu putzen, kauen Sie ein paarmal auf Zahnputzkaugummi, möglichst recht scharfen. Haben Sie schon einmal ein Stück Käse probiert, kurz nachdem Sie scharfen Kaugummi im Mund hatten? Ungenießbar!
8 Schnappen Sie frische Luft, gehen Sie eine Runde um den Block – ohne Geldbeutel und ohne Snack! Alles besser, als den Kühlschrank zu umlauern. Nichts Essbares vor Augen zu haben kann unheimlich hilfreich sein. Sie können natürlich auch Sport treiben oder zum Tanzen gehen. Diese Ablenkungen lassen Sie nicht nur die Heißhungerattacke vergessen (die oft mit einer Stressattacke in Verbindung steht), sie geben Ihnen außerdem die Möglichkeit, sich abzureagieren.
9 Nehmen Sie sich jeden Tag etwas Schönes vor (Kino oder angesagte Ausstellung mit Freundinnen, Teerunde mit netten Leuten, ein Buch am Kamin lesen …), damit Sie nicht zu Hause vor Langeweile zu essen anfangen. Rufen Sie Ihre Freundin an und quatschen über alles Mögliche, lenken Sie sich ab, dann denken Sie nicht an Essbares. Sogar eine Shoppingtour kann helfen, denn Sie bewegen sich, schnappen zwischendrin frische Luft und kommen nicht in Versuchung.
10 Gönnen Sie sich während der Arbeit Pausen zwischen anstrengenden oder nervenaufreibenden Aufgaben.
11 Nehmen Sie Ballaststoffe zu sich! Sie fördern die Verdauung und blähen sich im Magen auf, sodass ein angenehmes Sättigungsgefühl entsteht. (Übrigens lieber Hafer oder Dinkel statt Weizen, der öfter für Unverträglichkeiten sorgt.)
12 Setzen Sie auf natürliche Appetithemmer: Haferkleie, das Pektin in Äpfeln, die asiatische Konjakwurzel …
13 Sobald Sie Hunger verspüren, trinken Sie am besten ein großes Glas Wasser, eventuell mit Zitronenscheiben. Oder aber ein heißes Getränk: Grüner Tee (zugleich Radikalfänger), ein aromatisierter Tee oder ein wohltuender Kräutertee helfen Ihnen über die kleine Krise hinweg. Der Hunger ist manchmal nur eingebildet, oder hinter ihm versteckt sich eine leichte Dehydrierung.
14 Auch diese Yoga-Atemübung hilft: Setzen Sie sich mit dem Rücken an die Wand, atmen Sie ein. Drücken Sie das rechte Nasenloch mit dem rechten Daumen zu und atmen Sie durch das linke Nasenloch aus. Dann drücken Sie das linke Nasenloch mit dem linken Mittelfinger zu und atmen durch das rechte Nasenloch ein. Egal, ob im Büro oder zu Hause, diese Übung wird Ihnen helfen, Stress abzubauen. Sie sind dann psychisch weniger »ausgehungert«. Wiederholen Sie die Übung über fünf Minuten.
15 Vermeiden Sie zu leichte Mahlzeiten! Gemüse, das wenig Kalorien und viele Ballaststoffe enthält, können Sie beliebig viel zu sich nehmen, so werden Sie schnell satt.
16 Schlafen Sie viel! Schlafmangel ist der schlimmste Abnehmfeind. Denn wenn man müde ist, will man oft mehr essen, vor allem Süßes! Schlafen Sie nachts mindestens sieben Stunden, die am besten vor Mitternacht beginnen.
17 Und wenn Sie doch einmal schwach geworden sind, stehen Sie einfach dazu! Eine ausgewogene Ernährung macht sich über die Woche, nicht aber an einem einzigen Tag bemerkbar. Ein schlechtes Gewissen hilft nicht beim Abnehmen!

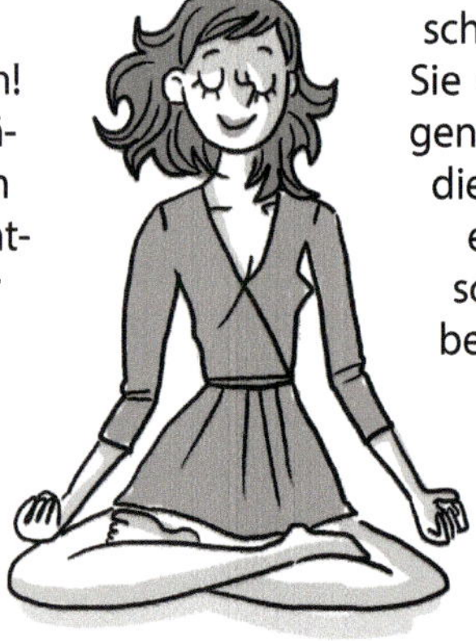

Smoothies zum »Entgiften«

Um sich während einer sanften Entgiftungskur etwas Gutes zu tun, gibt es nichts Besseres als einen fruchtig-sämigen Smoothie, denn der ist reichhaltig und leicht zugleich! Zum Frühstück, als Nachtisch oder zwischendurch, vor oder nach dem Aquasport … ein Smoothie ist einfach immer ideal.

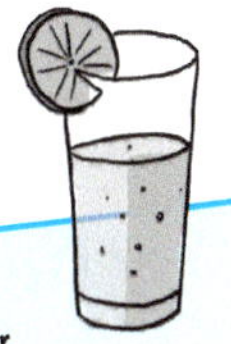

Was man braucht
Einen Mixer oder Blender, für Rezepte mit Gurke eventuell auch einen Entsafter oder eine Saftpresse.

Vier Rezepte von Fitness- und Ernährungscoach Valérie Orsoni

HEIDELBEER-SMOOTHIE

- 4 EL frische oder tiefgefrorene Heidelbeeren
- 1 geschälte Banane
- 1 EL Granatapfelkerne

Fügen Sie anfangs zum Süßen noch 1 TL Agavensirup hinzu. Wenn Sie generell weniger Kekse und Schokolade essen, wird Ihnen der natürliche Geschmack der Früchte schnell süß genug vorkommen.

Expertin Valérie Orsoni meint: Heidelbeeren und Granatapfel wirken entsäuernd und sind starke Antioxidanzien. Sie lindern Verdauungsprobleme und geben neue Kraft.

GRÜNER ENERGIESCHUB

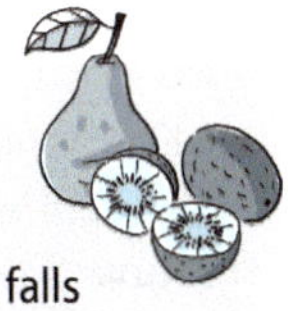

- 1 geschälte Kiwi
- 12 Weintrauben (ohne Kerne, falls Sie einen Mixer oder Blender statt einem Entsafter oder einer Saftpresse verwenden)
- 1 Nashi-Birne, mit Schale (oder, falls nicht vorhanden, eine normale Birne)

½ Gurke, sorgfältig gewaschen (und in Stücken, falls Sie einen Blender und keinen Entsafter verwenden).

Expertin Valérie Orsoni meint: Dieser Smoothie liefert die Vitamine C und E, plus Polyphenole und Ballaststoffe. Ein echter Kraftspender, der Darmträgheit und andere Verdauungsprobleme beseitigt!

INGWER-KICK

- 1 geschälte Banane
- 1 weißer Pfirsich (oder 6 frische geschälte Litschis)
- 1 grüner Apfel mit Schale
- Fügen Sie noch eine Prise Ingwerpulver hinzu.

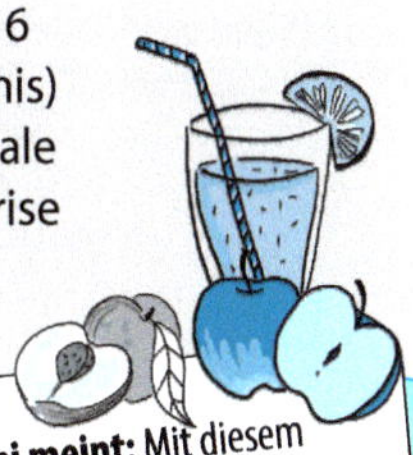

Expertin Valérie Orsoni meint: Mit diesem Drink werden Fette gebunden und abtransportiert. Er sorgt für ein Sättigungsgefühl, fördert die Verdauung, bekämpft Wassereinlagerungen und macht gute Laune! Ideal als Zwischenmahlzeit, weil Banane schnell sättigt.

SCHLANKMACHER

- ¼ Gurke, sorgfältig gewaschen (und in Würfeln, falls Sie einen Blender und keinen Entsafter verwenden)
- 5 klein gehackte Radieschen
- 1 Sojajoghurt
- Leicht pfeffern und salzen
- Optional: 5 Minzblätter und im Sommer Eiswürfel!

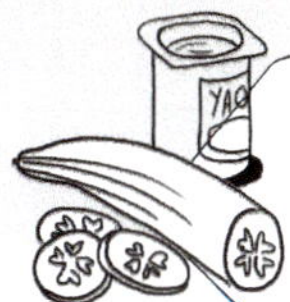

Expertin Valérie Orsoni meint: Gurke hilft beim Abnehmen, und über Radieschen freuen sich Leber und Gallenblase.

Schwimmen macht hungrig!

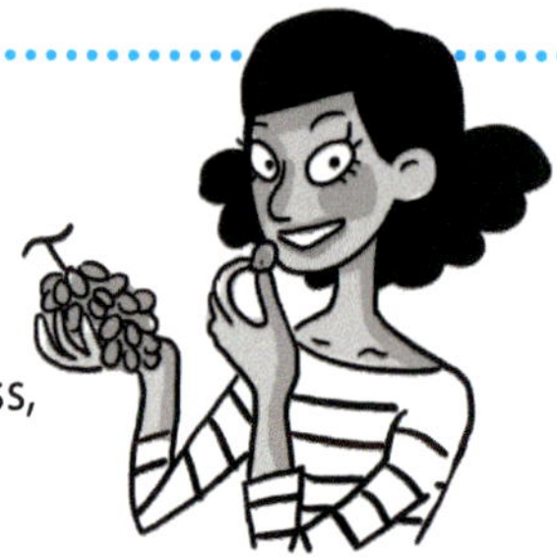

Was macht man bei einer Heißhungerattacke vor oder nach der Aquafitness? Gönnen Sie sich einen ausgewogenen Imbiss, wie ihn Ernährungscoach Valérie Orsoni vorschlägt:

Das Beste für zwischendurch

Snack 1

2 Clementinen
2 Backpflaumen
grüner Tee nach Belieben

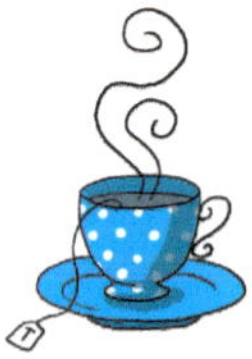

Snack 2

Fitmacher-Smoothie: Mandelmilch, Cranberrys und Apfel
grüner Tee nach Belieben

Snack 3

grüner Tee nach Belieben
1 Handvoll Mandeln
2 getrocknete Feigen
2 Backpflaumen
1 Sojajoghurt

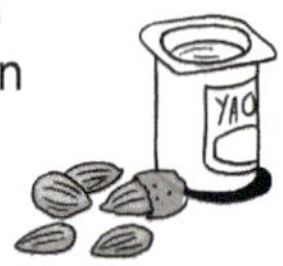

Snack 4

grüner Tee nach Belieben
1 Handvoll Mandeln
3 getrocknete Aprikosen

Snack 5

1 Bratapfel mit gehobelten Mandeln

Snack 6

1 Quark mit etwas Stevia
1 Portion (80 g) frisches Obst (Kiwi, Apfel, Ananas …) in Stücken

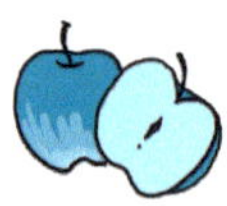

Snack 7

1 Buchweizencrêpe
mit Kompott (ungesüßt)

Snack 8

5 Paranüsse
1 Banane
2 Kiwis

Snack 9

1 Banane mit
2 Stückchen geschmolzener Bitterschokolade

Snack 10

1 Portion Streichkäse
2 Scheiben Vollkornbrot

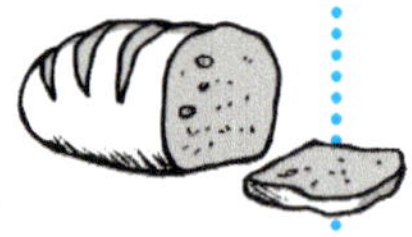

Tipp: Teig für Buchweizencrêpes (Rezepte im Internet, z. B. Chefkoch.de) lässt sich bis zu zwei Tage im Kühlschrank aufheben. Oder Sie backen mehrere Crêpes auf einmal und frieren diese einzeln ein.

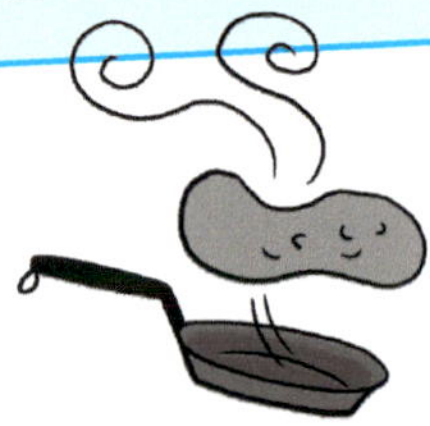

Machen Sie Jagd auf Kalorien!

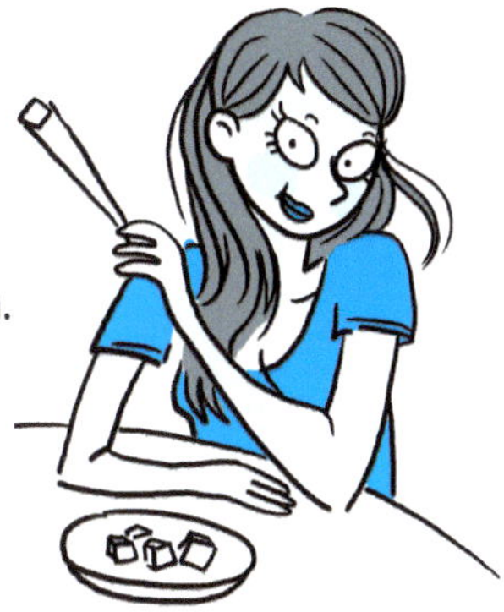

Bestimmte Lebensmittel und Essgewohnheiten erhöhen die Zahl der aufgenommenen Kalorien erheblich und können all Ihre Bemühungen zunichtemachen. Hier 10 Tipps des Ernährungswissenschaftlers Dr. Arnaud Cocaul, um Kalorien zu sparen.

1. Reduzieren Sie Ihren Alkoholkonsum.
2. Benutzen Sie kleinere Teller.
3. Essen Sie langsam, das heißt, kauen Sie gut.
4. Nehmen Sie sich nicht nach. Stehen Sie vom Tisch auf, auch wenn Sie das Gefühl haben, Sie hätten noch mehr essen können. Ein kleines Hungergefühl darf bleiben, denn das verschwindet spätestens nach 20 Minuten.
5. Essen Sie so viele pflanzliche (Bio-)Produkte wie möglich.
6. Meiden Sie verarbeitete Lebensmittel. Statt einem Glas Saft nehmen Sie also lieber ein Stück Obst, statt Kompott einen Apfel und statt einem panierten Hühnerschnitzel lieber eine Hühnerbrust.
7. Essen Sie zu festen Zeiten und sammeln Sie keinen Riesenhunger an. Gehen Sie nicht hungrig einkaufen!
8. Setzen Sie Lebensmittel auf Ihren Speiseplan, die man gut kauen muss: Fleisch, Gemüse, Obst (besonders Trockenobst), Müsli und Vollkornbrot. Verzichten Sie möglichst auf Püree, Joghurt und Kompott.
9. Essen Sie bewusst, das heißt, schieben Sie Essbares nicht achtlos vor dem Fernseher oder Computer in sich hinein, denn so wird Ihrem Gehirn nicht deutlich gemacht, dass Sie Nahrung aufnehmen. Die Sättigungsbotschaft wird dann verspätet ausgesendet.
10. Naschen Sie nicht. Essen Sie nichts außerhalb der Mahlzeiten und lassen Sie keine der vier wichtigen Mahlzeiten (Frühstück, Mittag, Zwischenmahlzeit am Nachmittag, Abendessen) aus, die für eine ausgewogene Ernährung vonnöten sind.

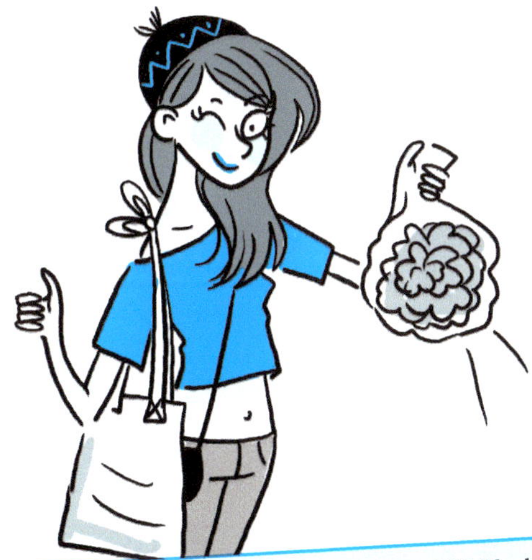

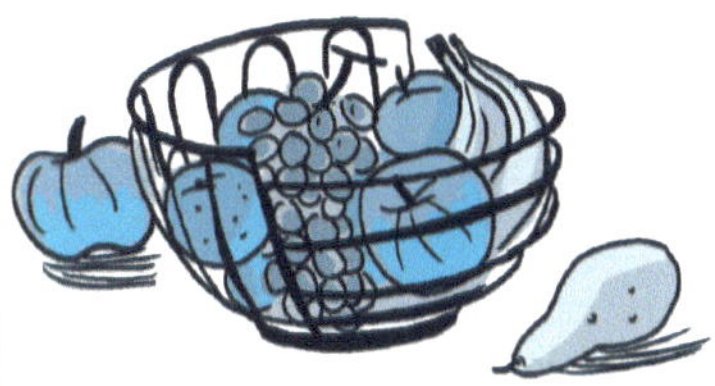

Wichtige Nahrungsmittel – ideal für eine Diät, ideal zum Mitnehmen:
Vollkornbrot, Backpflaumen, Haferkleie, Trockenfrüchte, 1 Flasche Wasser, Obst der Saison (Apfel, Birne, Aprikosen …), Buchweizencrêpes, Roibuschtee, Kräutertee …

KAPITEL 4

Mein Trainingsziel für die 3. und 4. Woche:

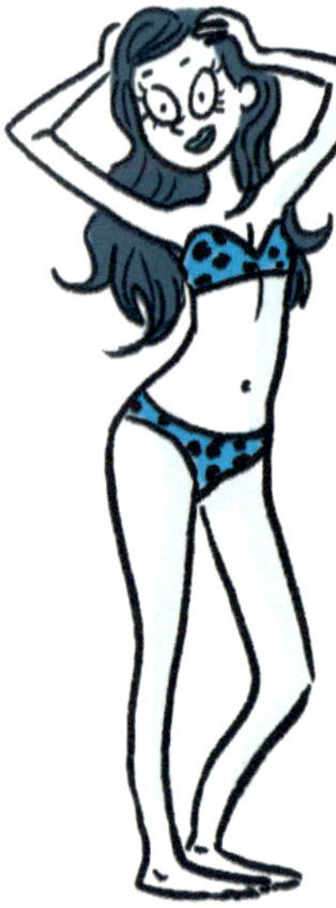

Den Körper in Form bringen

Juchu, die ersten Resultate sind sicher zu sehen: Dank der Entgiftungskur und den ersten beiden Wochen Aquatraining haben Sie wahrscheinlich ein bis zwei Pfund abgenommen und sind an Taille und Oberschenkeln um ein paar Zentimeter schlanker geworden. Bauch, Bizeps und Po machen einen strafferen Eindruck. Bravo! Jetzt heißt es dranbleiben. Und mehr als das: Steigern Sie das Tempo! Von überschüssigen Pfunden befreit, lassen sich die Übungen noch flotter durchziehen, und motiviert durch das erfolgreiche Abnehmen stehen Aquafitness und ausgewogene Ernährung nun an erster Stelle! Die folgenden Übungen sind schwerer als die vorangegangenen, dafür aber auch doppelt so effektiv.

5 Kraftübungen für einen straffen Oberkörper

Nach einer Aufwärmphase von 5 bis 10 Minuten (siehe Seite 23) machen Sie zwei bis drei der hier vorgestellten Kraftübungen (jeweils für Oberkörper, Taille oder Beine), und zwar über 20 bis 25 Minuten oder länger. Dann folgt eine Erholungsphase mit Dehn- und Entspannungsübungen (siehe Seite 81), die je nach Wassertemperatur 5 bis10 Minuten dauern kann (je wärmer das Wasser, desto mehr können Sie diese ausdehnen).

Wiederholen Sie diese Trainingsabfolge, idealerweise 3-mal wöchentlich.

Brettklappe

Ausgangsposition: Stehend in schulterhohem Wasser, zwei Schwimmbretter an der Oberkante gefasst. Legen Sie die Unterarme auf die Längsseite der Bretter, die Ellbogen sind dabei im rechten Winkel. Jetzt halten Sie die Bretter mit ausgebreiteten Armen senkrecht unter Wasser.

Bewegungsablauf: Bewegen Sie die Bretter aufeinander zu, indem Sie die Arme zusammendrücken – dabei ausatmen.

Wie oft? Locker: 2 Durchläufe à 1 Minute in gemäßigtem Tempo, 30 Sekunden Pause. Dynamisch: 4 Durchläufe à 1 Minute in schnellem Tempo, 15 Sekunden Pause.

Wozu? Die Übung ist Training für Brust, Schultern und Rücken – dort sitzen die Muskeln, die für eine aufrechte Haltung und straffe Brüste sorgen!

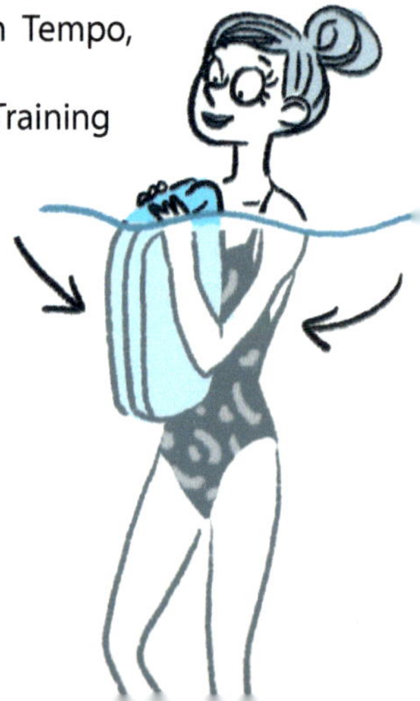

Armschere

Ausgangsposition: Stehend, mit geschlossenen Beinen, die Schultern unter Wasser, die Arme nach vorn gestreckt.
Bewegungsabfolge: Machen Sie Scherenbewegungen mit den Armen und wechseln Sie dabei weite Armschwünge mit kurzen Armschwüngen ab.
Wie oft? Locker: 2 Durchläufe (1-mal kleine, 1-mal große Schere) à 1 Minute in gemäßigtem Tempo, mit 30 Sekunden Pause. Oder dynamisch: 4 Durchläufe (abwechselnd mit kleiner oder großer Schere) in schnellem Tempo, 15 Sekunden Pause.
Wozu? Zur Straffung von Brust-, Rücken, Arm- und Schultermuskulatur!

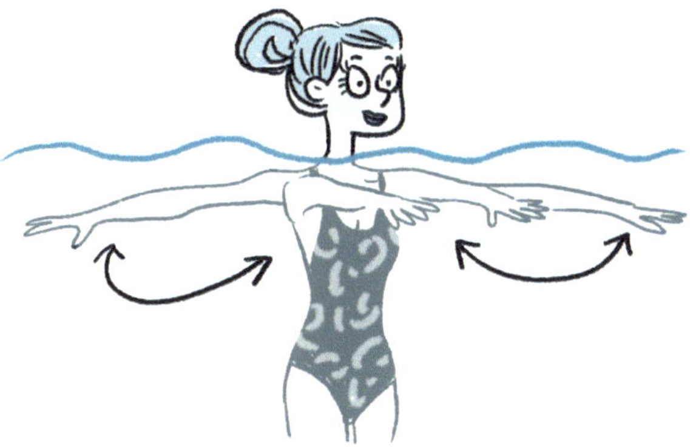

Horizontales Armkreisen

Ausgangsposition: Stehend in schulterhohem Wasser, die Beine auseinander, die Knie leicht gebeugt, in den Händen je eine 500-g-Hantel.
Bewegungsablauf: Nehmen Sie die Arme in die Horizontale und führen Sie kleine Kreisbewegungen aus. Die Füße bleiben am Boden, der Oberkörper möglichst gerade. Sie können Radius und Schnelligkeit der Bewegung variieren. Atmen Sie in Ihrem Tempo.
Wie oft? Locker: 2 Durchläufe à 45 Sekunden in gemäßigtem Tempo, 20 Sekunden Pause. Dynamisch: 3 Durchläufe à 1 Minute, ebenfalls in gemäßigtem Tempo, 10 Sekunden Pause.
Wozu? Die Übung stärkt die gesamte Schultermuskulatur.

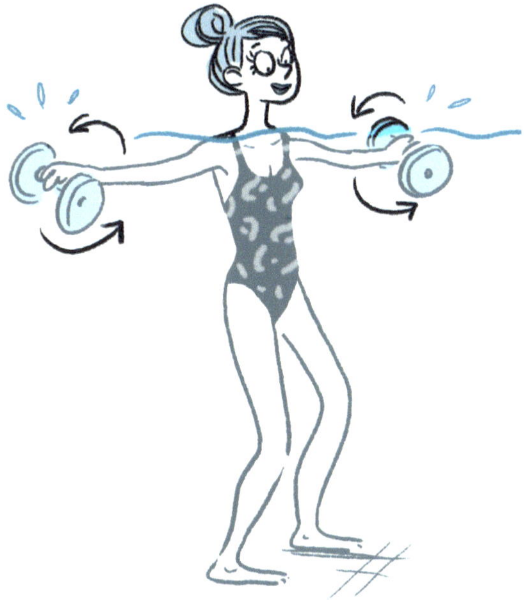

Armstöße nach hinten

Ausgangsposition: Stehend, die Schultern im Wasser, Beine auseinander, die Knie leicht gebeugt, je eine 500-g-Hantel in der Hand.
Bewegungsablauf: Strecken Sie die Arme seitlich aus, die Handflächen zeigen nach vorn. Jetzt drücken Sie die Arme in einer schnellen Bewegung nach hinten. Atmen Sie mit dem Armstoß aus.
Variante: Machen Sie dieselbe Übung, nur dass die Handflächen diesmal nach hinten zeigen.
Wie oft? Locker: 2 Durchläufe à 45 Sekunden in mittlerem Tempo, mit 20 Sekunden

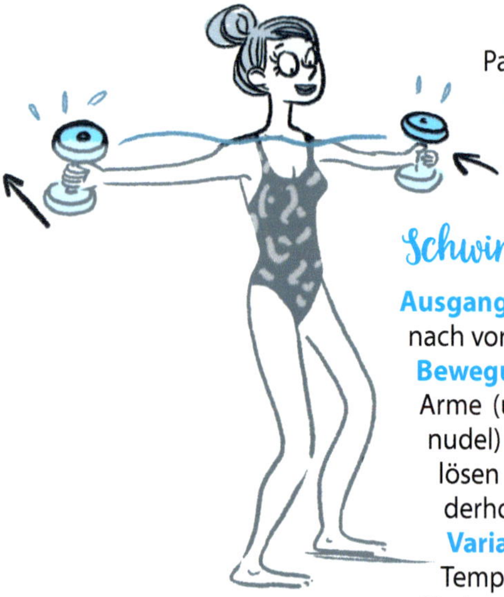

Pause. Dynamisch: 3 Durchläufe à 1 Minute, ebenfalls in mittlerem Tempo, aber mit nur 10 Sekunden Pause.
Wozu? Die Stärkung von Rücken-, Arm- und Schultermuskulatur.

Schwimmnudeldrücken

Ausgangsposition: Leichter Ausfallschritt nach vorn, die Arme nach vorn gestreckt, eine Schwimmnudel haltend.
Bewegungsablauf: Drücken Sie die Arme (und damit auch die Schwimmnudel) gegen die Oberschenkel. Dann lösen Sie die Spannung und wiederholen die Bewegung.
Variante: Verändern Sie das Tempo oder drücken Sie die Nudel noch länger unter Wasser, ohne die Arme einzuknicken. Atmen Sie immer mit der Anspannung aus, also während Sie die Arme nach unten drücken.
Wie oft? Locker: 2 Durchläufe à 45 Sekunden in mittlerem Tempo, mit 10 Sekunden Pause. Oder, wer es dynamischer mag: 3 Durchläufe à 1 Minute, mit nur 15 Sekunden Pause.
Wozu? Die Übung aktiviert die Rückenmuskulatur, die dem Gleichgewicht und der Unterstützung der Wirbelsäule dient.

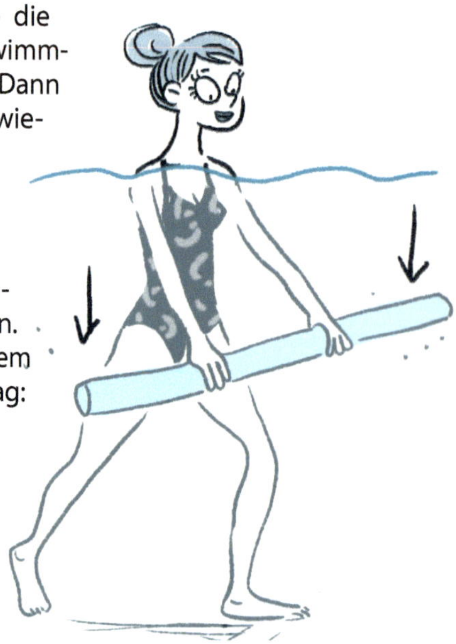

5 Kraftübungen für eine schlanke Taille

Beinstöße mit Schwimmnudeln

Ausgangsposition: In Sitzposition im Wasser, je eine Schwimmnudel unterm Arm, die Knie angezogen, die Zehen an der Wasseroberfläche.
Bewegungsablauf: Strecken Sie stoßweise erst das rechte, dann das linke Bein aus, die Zehen bleiben dabei an der Wasseroberfläche. Passen Sie auf, dass Sie niemanden treten!
Wie oft? Locker: 3 Durchläufe in mittlerem Tempo à 1 Minute mit 30 Sekunden Pause. Im schnellen Tempo sind es 4 Durchläufe à 1:30 Minuten mit 15 Sekunden Pause.
Wozu? Die Übung aktiviert Bauchmuskeln und Quadrizeps (den vorderen Oberschenkelmuskel).

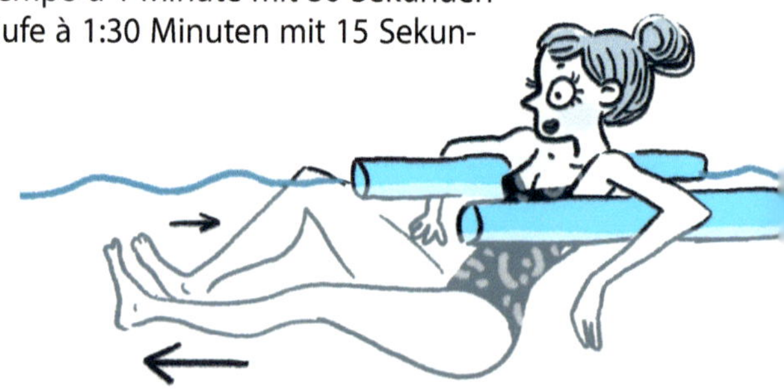

Aufzug

Ausgangsposition: Im Wasser stehend, mit ausgestreckten Armen auf je eine Wassernudel gestützt, die auf der Wasseroberfläche liegt.
Bewegungsabfolge: Nehmen Sie beide Beine gleichzeitig hoch und heben Sie sie in die Horizontale. Halten Sie die Spannung und führen Sie sie wieder nach unten. Dann von vorn.
Wie oft? Locker: 2 Durchläufe à 1 Minute in mittlerem Tempo, mit 15 Sekunden Pause. Oder wer's dynamischer mag: 4 Durchläufe à 1:30 Minuten im schnellen Tempo, dann mit 10 Sekunden Pause.
Wozu? Zur Stärkung der Bauchdecke. Mit garantiertem Erfolg – wenn Sie die Übung regelmäßig machen!

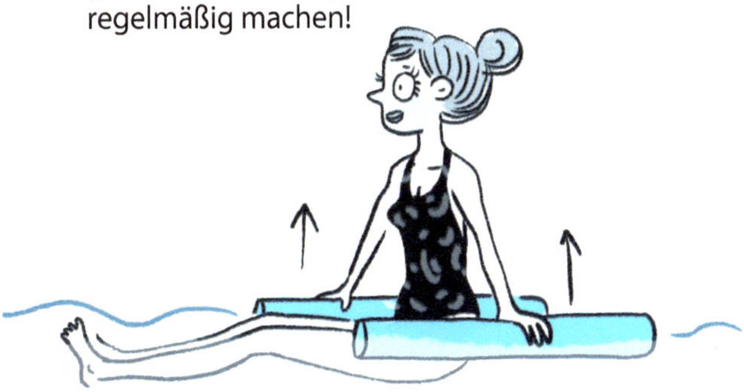

Fahrradfahren in alle Richtungen

Ausgangsposition: Je eine Schwimmnudel unterm Arm, halb liegend, ohne den Boden zu berühren.
Bewegungsabfolge: Jetzt fahren Sie mit den Beinen Fahrrad, aber in alle Richtungen: nach vorn, hinten, rechts und links. Wechseln Sie mit jedem Durchlauf die Richtung.
Wie oft? 4 Durchläufe à 45 Sekunden in mittlerem Tempo, mit 20 Sekunden Pause; oder: 4 Durchläufe à 1:30 Minuten in schnellem Tempo, mit 15 Sekunden Pause.
Wozu? Straffung der schrägen Bauchmuskeln und der Beine.

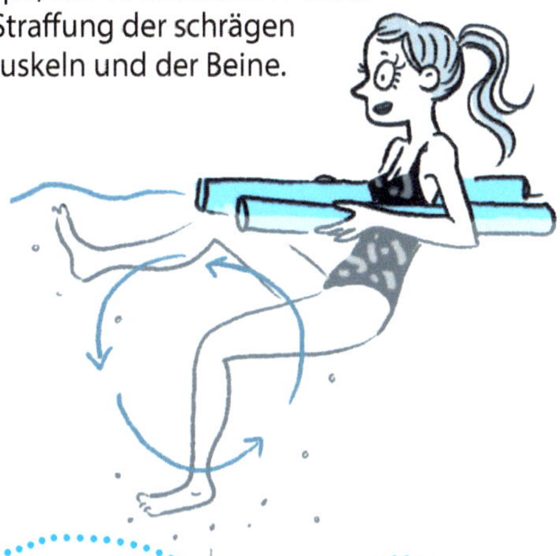

Fahrradfahren, stehend

Ausgangsposition: Im tiefen Wasser, je eine Wassernudel unterm Arm, der Körper ist gestreckt, der Rücken gerade.
Bewegungsabfolge: Machen Sie Kreisbewegungen mit den Füßen, als würden Sie kräftig in die Fahrradpedale treten.
Wie oft? 2 Durchläufe à 1 Minute in gemäßigtem Tempo, mit 45 Sekunden Pause; oder: 4 Durchläufe à 1:30 Minuten, mit 15 Sekunden Pause.
Wozu? Die umfassende Übung trainiert Bauch, Beine und Po.

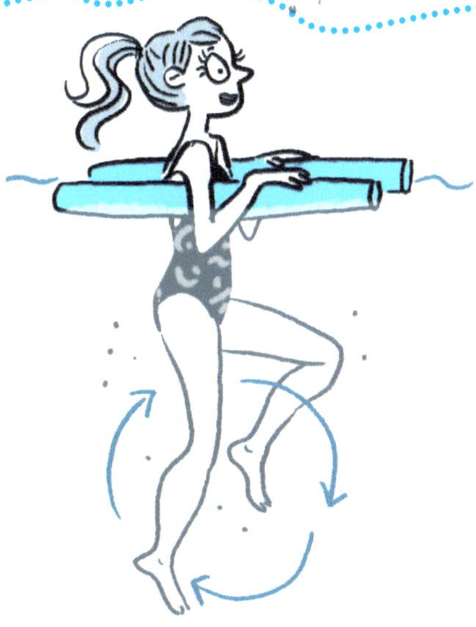

Beinschere

Ausgangsposition: Je eine Schwimmnudel unterm Arm, der Oberkörper möglichst gerade, der Rücken gestreckt. Jetzt die angespannten Beine in die Horizontale nehmen.

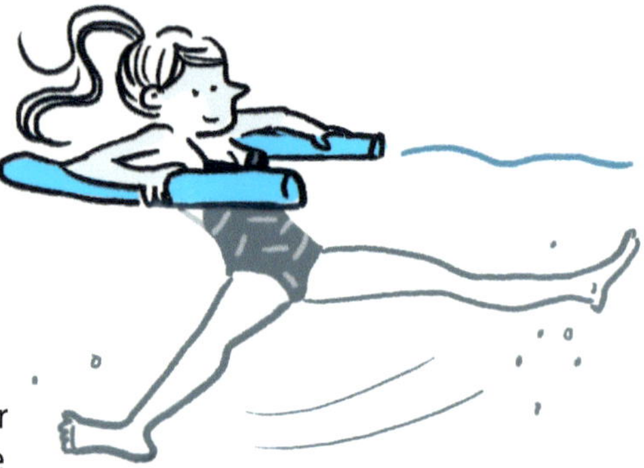

Bewegungsabfolge: Nehmen Sie die Beine mit dem Ausatmen auseinander und mit dem Einatmen wieder zusammen. Die Beine nicht einknicken und nicht in die Liegeposition rutschen.

Wie oft? 2 Durchläufe à 1 Minute in mittlerem Tempo, mit 30 Sekunden Pause. Für sehr Motivierte: 4 Durchläufe à 1:30 Minuten in schnellem Tempo, mit 15 Sekunden Pause.

Wozu? Bauchmuskeltraining und Aktivierung der Adduktoren und Abduktoren, die innen und außen an den Oberschenkeln sitzen.

5 Übungen zur Straffung des Unterkörpers

Wasserballett

Ausgangsposition: Stehend im hüfttiefen Wasser: ein Standbein, ein Bein mit Gewichtsmanschette. Halten Sie sich mit einer Hand am Beckenrand fest.

Bewegungsablauf: Strecken Sie ein Bein seitlich aus. Wechseln Sie bei jedem Durchgang das Bein (und das Gewicht).

Wie oft? 2 Durchläufe à 1 Minute, ohne Pause, zwischendurch Bein wechseln. Oder 3 Durchläufe à 1 Minute ohne Pause.

Wozu? Die Übung trainiert Adduktoren und Abduktoren innen und außen an den Oberschenkeln – genau dort, wo Cellulite droht!

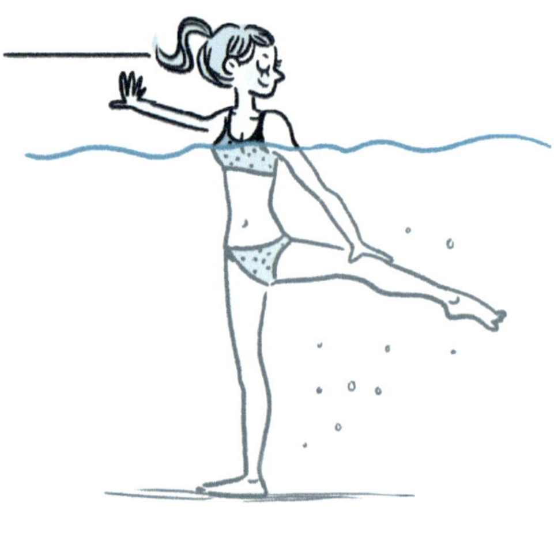

Kniebeugen

Ausgangsposition: Bis zur Mitte der Oberschenkel im Wasser stehend, die Beine hüftbreit auseinander, der Rücken gerade.

Bewegungsablauf: Gehen Sie sachte in die Knie, indem Sie den Po nach hinten strecken, als wollten Sie sich hinsetzen. Jetzt geht Ihnen das Wasser bis zur Brust. Die Knie dürfen nicht über die Fußspitzen hinausgehen. Halten Sie den Rücken gerade, spannen Sie die Bauchmuskeln an und strecken Sie die Arme vor sich aus. Halten Sie die Position 10 Sekunden, bevor Sie sich wieder aufrichten.

Wie oft? Machen Sie 2 Durchläufe à 1 Minute, ohne Pause. Oder aber 3 Durchläufe à 1 Minute, ohne Pause.

Wozu? Die Kniebeugen lassen vordere Oberschenkelmuskeln, Pomuskeln und Adduktoren arbeiten.

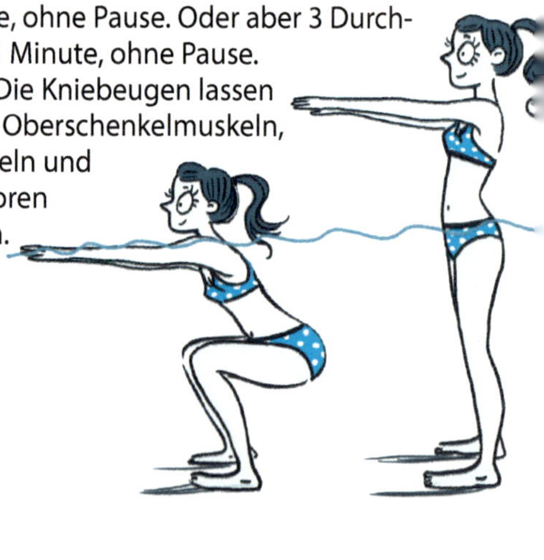

Gegen den Strom laufen

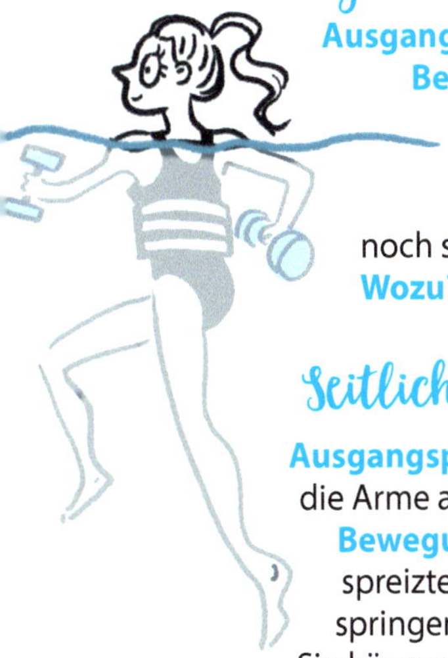

Ausgangsposition: Stehend bis zur Taille oder Brust im Wasser.

Bewegungsablauf: Laufen Sie in einem Kreis von etwa 5 Meter Durchmesser – immer schneller! Alle zwei Runden ändern Sie die Richtung, um dann gegen den Strom zu laufen …

Wie oft? 2 Durchläufe à 10 Kreise, mit 15 Sekunden Pause. Oder noch sportlicher: 3 Durchläufe à 10 Kreise, ohne Pause.

Wozu? Trainiert vordere Oberschenkelmuskeln und Gesäßmuskeln.

Seitliche Sprünge

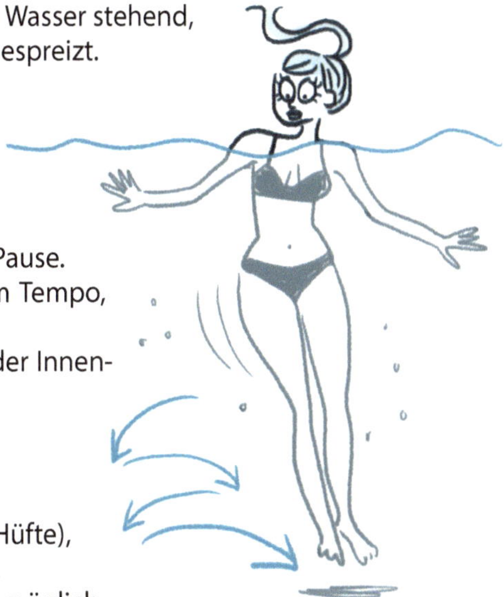

Ausgangsposition: Bis zur Hüfte oder Brust im Wasser stehend, die Arme an der Wasseroberfläche, die Beine gespreizt.

Bewegungsablauf: Laufen Sie mit gespreizten Beinen durchs Wasser und springen Sie dann nach rechts und links. Sie können den Stoß auffangen, indem Sie leicht in die Knie gehen, wenn der Fuß den Boden berührt.

Wie oft? 2-mal 10 Meter in gemäßigtem Tempo, ohne Pause. Oder für die Ambitionierten: 4-mal 10 Meter in schnellem Tempo, ohne Pause.

Wozu? Eine weitere Übung zur Straffung der Muskeln an der Innenseite der Oberschenkel und der vorderen Oberschenkel.

Ausfallschritt nach vorn

Ausgangsposition: Im Wasser stehend (maximal bis zur Hüfte), Hände an den Hüften, die Beine leicht (hüftbreit) gespreizt.

Bewegungsabfolge: Setzen Sie einen Fuß so weit wie möglich nach vorn, das Knie des anderen Beins berührt den Boden. Achten Sie darauf, den Rücken gerade zu halten. Dann mit geradem Rücken wieder aufrichten und das Bein wechseln.

Wie oft? 2 Durchläufe (2-mal beide Beine) à 1 Minute, ohne Pause, beide Beine im Wechsel. Oder, dynamischer: 3 Durchläufe à 1 Minute, ohne Pause.

Wozu? Ideal zur Stärkung von vorderer und rückseitiger Oberschenkelmuskulatur von der Hüfte bis zum Knie.

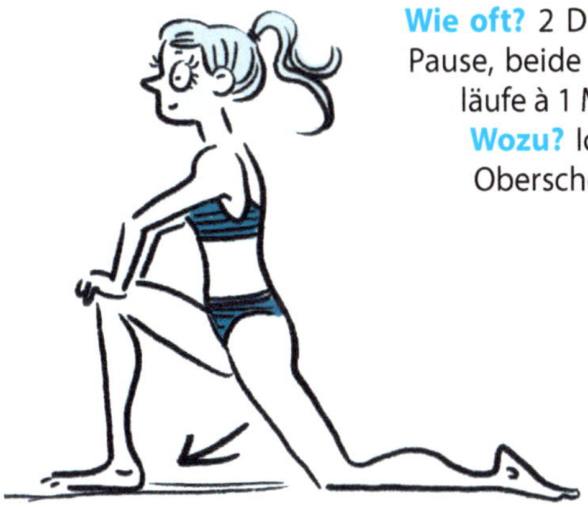

Drei Übungen für Zwei

Medizinball

Ausgangsposition: Sie stehen Ihrer Partnerin im Abstand von etwa 4 Metern im hüfthohen Wasser gegenüber. Sie halten einen Medizinball oder einen speziellen, 0,5 bis 1 kg schweren Wasserball in den Händen bzw. mit angewinkelten Armen vor der Brust.
Bewegungsabfolge: Werfen Sie sich 10-mal hintereinander den Ball zu. Dabei sind die Arme angewinkelt und die Hände auf Brusthöhe.
Wie oft? 3 Durchläufe à 10 Pässe.
Wozu? Um spielerisch Bizeps und Brustmuskulatur zu trainieren.

Beine beugen und strecken

Ausgangsposition: Sitzposition im Wasser, die Beine sind geschlossen und leicht angezogen, unter den Armen haben Sie jeweils eine Schwimmnudel. Ihre Partnerin hält Sie an den Füßen.
Bewegungsablauf: Ziehen Sie die Beine ausatmend an, dann strecken Sie sie einatmend wieder aus. Tauschen Sie nach jedem Durchgang die Rollen.
Wie oft? 2 Durchläufe à 1 Minute in gemäßigtem Tempo. Oder als Krafttraining 3 Durchläufe à 1:30 Minuten in schnellem Tempo.
Wozu? Die Übung fordert Bauchmuskeln, Abduktoren und Gesäßmuskeln.

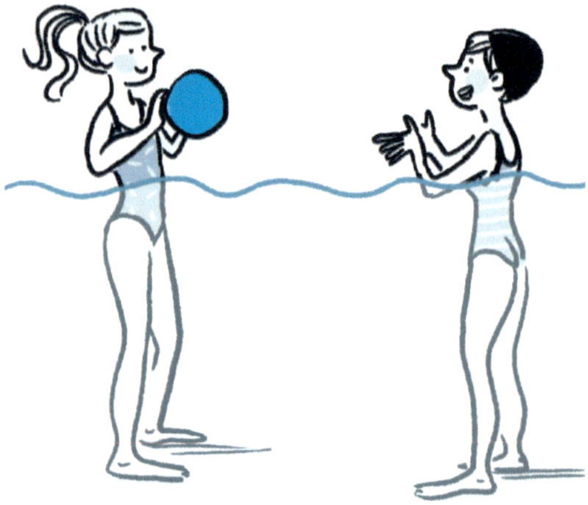

Abschleppen

Ausgangsposition: Stellen Sie sich Rücken an Rücken. Die eine Partnerin steht bis zur Brust im Wasser, die andere hakt sich bei ihr unter und hebt die Beine.
Bewegungsablauf: Die stehende Partnerin läuft leicht vornübergebeugt durchs Wasser. Die andere lässt sich von ihr ziehen und macht dabei Paddelbewegungen mit den Beinen. Tauschen Sie nach jedem Durchlauf die Rollen.
Wie oft? 2 Durchläufe à 1 Minute in gemäßigtem Tempo oder aber 3 Durchläufe à 1:30 Minuten in schnellem Tempo.
Wozu? Die ziehende Partnerin trainiert Bauch und Beine. Die Gezogene stellt Bauchmuskeln und Bizeps auf eine harte Probe!

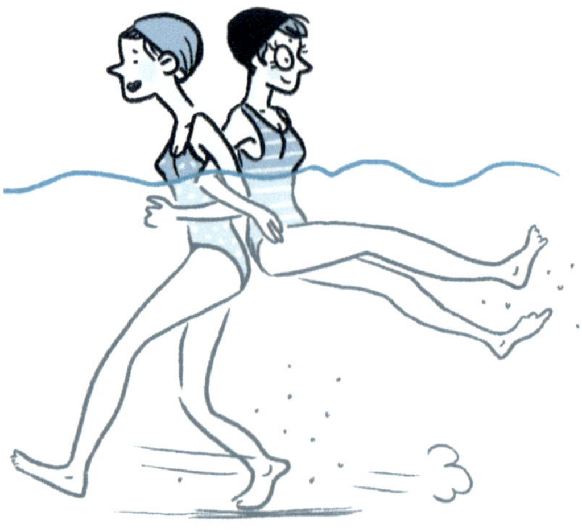

Aqua-Kurse im Fitnessstudio oder öffentlichen Schwimmbad – was bringt es mir?

Aqua-Cycling zur Cellulite-Behandlung

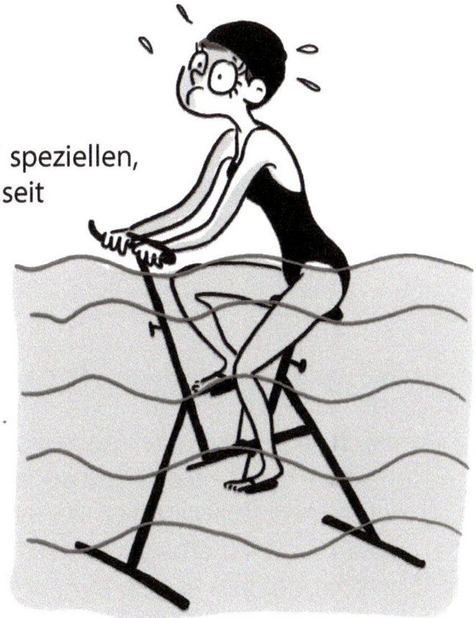

Wie funktioniert das? Das Fahrradfahren im Wasser auf speziellen, der Körpergröße anpassbaren Ergometern gibt es schon seit geraumer Zeit. Nach einer kurzen Aufwärmphase tritt man stehend oder sitzend und/oder freihändig in die Pedale, angespornt durch einen Coach und rhythmische Musik. Man spürt ein Kribbeln in Oberschenkeln und Gesäß – ein untrügliches Zeichen, dass sich Muskeln bilden und die kleinen Dellen verdrängen!

Das ist positiv: Die Tour de France im Wasser, bei der man zwischendrin trotzdem noch mit den Freundinnen plaudern kann! Und dazu bekommt man Beine wie ein Model!

Das ist nicht so ideal: Man bewegt sich nicht vom Fleck und bekommt keine schönen Landschaften zu sehen.

Ina, 28 Jahre, aus Duisburg, meint dazu: »Ich kann mich gründlich abreagieren.«
»Ich hatte irgendwo gehört, dass man durchs Aqua-Cycling schnell zu einer guten Figur zurückfindet und außerdem noch Cellulite bekämpft. Als dann der Sommer näher rückte, wollte ich mir Traumbeine und einen straffen Po zaubern. Ich habe mich also mit zwei Freundinnen zu einem wöchentlich stattfindenden Kurs in einem privaten Schwimmbad angemeldet. In puncto Cellulite hat sich nicht wirklich was getan, aber dazu muss man vielleicht öfter trainieren. Vor allem hat mir gefallen, dass man Sport treibt, quasi ohne dass man es merkt. Ich komme supererfrischt und entspannt aus dem Training, ich kann mich ordentlich abreagieren und kriege beste Laune! Außerdem hat man tags drauf keinen Muskelkater. Ich würde gerne öfter zum Aqua-Cycling gehen!.«

Aqua-Soft zur Entspannung

Wie funktioniert das? Nach einer kurzen Aufwärmphase für den ganzen Körper führt man mit Beinen und/oder Armen sanfte Bewegungen aus, ähnlich wie beim Stretching oder Pilates. Ziel dabei ist, die gesamten Muskeln des Körpers zu stärken und gelenkiger zu werden.

Das ist positiv: Muskeln werden an den nötigen Stellen gebildet (Oberschenkel, Po, Trizeps …), ohne sich zu sehr anstrengen zu müssen. Und plaudern kann man dabei auch.

Das ist nicht so ideal: Die Herzfrequenz steigert dieser Sport nicht, aber das hat auch niemand behauptet.

Florence, 26, aus Straßburg, meint dazu: »Kann ich nur empfehlen.«
»Ich habe Aqua-Soft-Gymnastik getestet und hatte eigentlich keine großen Erwartungen. Ich dachte, ich würde mich sicher langweilen und dass es mir zu wenig anstrengend wäre. Dann aber hat es mir total gefallen. Klar, das Tempo ist eher langsam und die Übungen nicht besonders intensiv, trotzdem stärkt man mit diesem Sport den gesamten Muskelapparat und auch die Ausdauer. So bekommt man eine schöne Figur, bekämpft Cellulite und Übergewicht und entspannt sich sogar noch dabei! Ich würde Aqua-Soft allen empfehlen, die sich sonst wenig bewegen und nicht ganz so sportlich sind. Auch Schwangere können da problemlos mitmachen.«

Aqua-Jogging zum Schonen der Gelenke

Wie funktioniert das? Aqua-Running oder Aqua-Jogging lässt sich auf verschiedene Arten praktizieren: Die gängigste angebotene Methode ist Joggen im tiefen Wasser, ohne die Füße aufzusetzen, dabei trägt man einen Schwimmgurt beim Imitieren der Laufbewegungen. Oder man trainiert im schultertiefen Wasser, mit Übungen wie Kniehebe- oder Fersenhebelauf mit Hanteln und später auch mit Gewichtsmanschetten an den Füßen; seltener werden auch Kurse auf einem Unterwasserlaufband angeboten.

Das ist positiv: Das Laufen unter Wasser ist viel gelenkschonender als normales Joggen. Der Wasserwiderstand bekämpft Orangenhaut, und man fühlt sich unendlich leicht, wenn man aus dem Wasser steigt. Muskelkater gibt es nicht.

Das ist nicht so ideal: Die frische Luft fehlt im Hallenbad genauso wie die Landschaft (siehe Aqua-Cycling)!

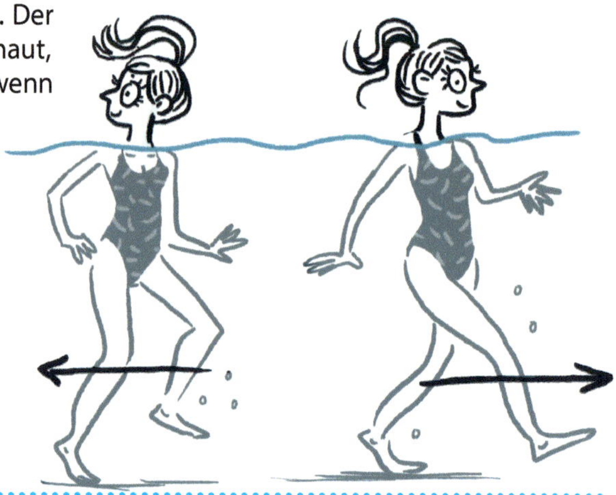

Sabine, 32, aus Hamburg, meint dazu: »Ich habe wunderbar leichte Beine danach.«
»Als Joggerin wollte ich das unbedingt einmal ausprobieren. Man läuft dabei in brusthohem Wasser. So werden die Gelenke geschont. Nach und nach haben wir im Kurs die Geschwindigkeit gesteigert. Nach 45 Minuten bin ich mit superleichten Beinen da raus, sie haben sich angefühlt wie neu. Ich muss das unbedingt noch mal machen.«

Aqua-Bauch-Beine-Po zur Muskelbildung

Wie funktioniert das? Effektives Ganzkörpertraining, das sich verschiedener Hilfsmittel (Hanteln, Knöchelgewichte …) bedient und Kraft und Ausdauertraining kombiniert. Der gesamte Körper wird so mobilisiert und gekräftigt

Das ist positiv: Po, Beine und Bauch werden gestrafft, ohne arg zu leiden.

Das ist nicht so ideal: Nichts auszusetzen!

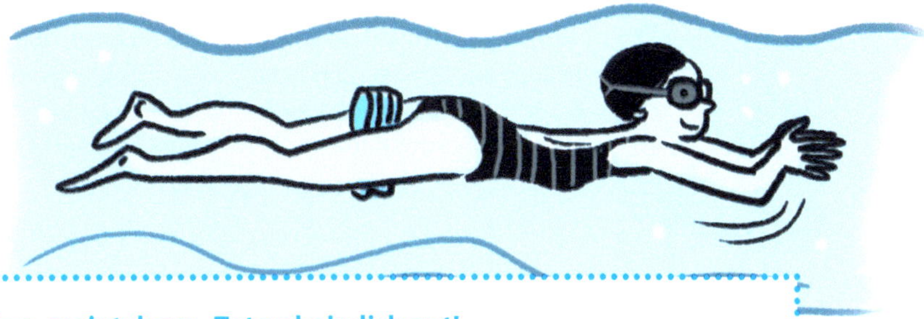

Pauline, 35, aus München, meint dazu: »Tut unheimlich gut!«
»Ich gehe sehr gerne schwimmen und wollte mal eine andere Bewegungsart im Wasser ausprobieren. Diese Wassergymnastik wirkt entspannend, da vergisst man allen Stress. In den Übungsstunden bearbeitet man gezielt bestimmte Körperregionen, um den Muskeltonus zu verbessern. Zu rhythmischer Musik macht man verschiedene Arm- und Beinbewegungen mit Hanteln oder Knöchelgewichten. Man ist ständig in Aktion. Nach einem langen Arbeitstag tut das richtig gut! Trotzdem habe ich mich schließlich fürs Aqua-Cycling entschieden, das ist dynamischer und fördert die Ausdauer.«

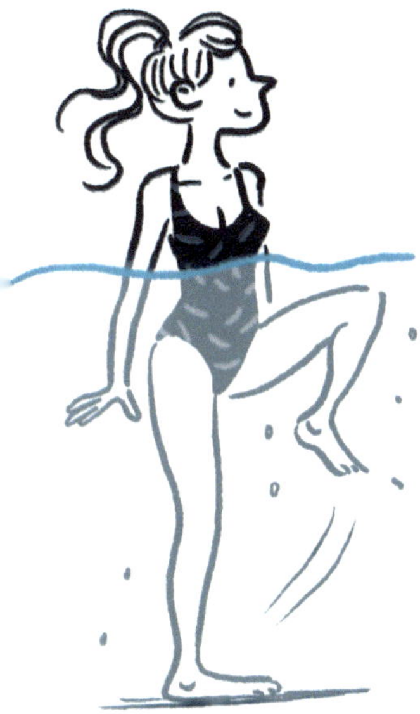

Aqua-Zumba zum Hüftenschwingen

Wie funktioniert das? Es handelt sich um die Wasservariante der extrem beliebten Fitnessdisziplin Zumba, entstanden in den 1990er-Jahren auf Betreiben des kolumbianischen Tänzers und Aerobic-Trainers Alberto Beto Perez. Es geht darum, die Choreografie eines Trainers, der am Beckenrand steht, im Wasser nachzumachen: Sprünge, Überkreuzschritte, Marschschritte, Drehungen um die eigene Achse … und dazu wummern kubanische, kolumbianische, puertoricanische Salsabeats oder Hip-Hop.

Das ist positiv: Der starke Rhythmus. Dass man seine Fitness, Koordination und Ausdauer verbessert und dabei noch Spaß hat und lacht wie auf einer wilden Party!

Das ist nicht so ideal: Die Aneinanderreihung verschiedener Choreografien im Wasser ist gar nicht so einfach – besonders wenn man ohnehin Koordinationsschwierigkeiten hat!

Julia, 29, aus Potsdam, meint dazu: »Da kommt keine Langeweile auf!«
»Ich habe eine Aqua-Zumba-Schnupperstunde in einem privaten Bad gemacht. Die Musik spornt unheimlich an, und ich hatte nicht den Eindruck, Sport zu treiben. Man kann sich dabei aber ganz schön verausgaben! Man schwingt die Hüften, man macht Bewegungen mit den Armen, mit den Beinen. Das trainiert die Ausdauer, obwohl wenig mit Widerstand gearbeitet wird. Man langweilt sich auf keinen Fall, es macht riesigen Spaß. Und es können eigentlich alle mitmachen: Schwangere, Reha-Patienten oder Menschen, die mit dem Sport wieder anfangen … Ich werde mich auf jeden Fall zum Kurs anmelden!«

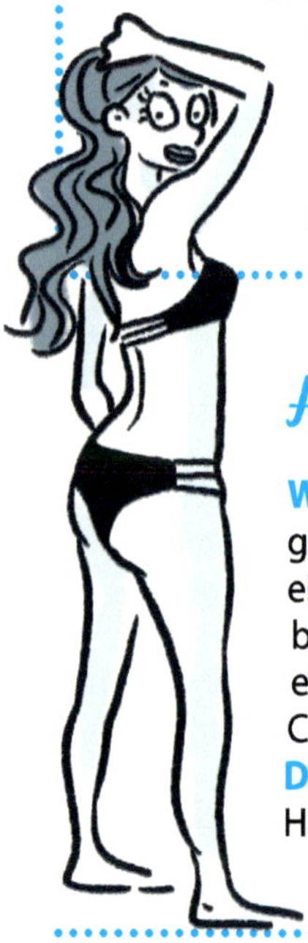

Aqua-Combat zum Abreagieren

Wie funktioniert das? Im 1,25 m tiefen Wasser kämpft man gegen einen imaginären Gegner (wahlweise mit Handschuhen), indem man die Choreografie eines Kampfsportcoachs nachahmt. Die Bewegungsabläufe ähneln jenen beim Boxen, Karate oder Kickboxen. Fußtritte und Handschläge gehen ineinander über. Und das alles zu aktueller, mehr oder weniger rhythmischer Chartsmusik.
Das ist positiv: Sich schlagen, ohne ein blaues Auge zu riskieren. Die Regina Halmich aus sich rausholen, zu martialischer Musik (ja, auch Metal!).
Das ist nicht so ideal: Wird noch sehr selten angeboten!

Marie, 32, aus Nürnberg, meint: »Man hat nicht den Eindruck, sich anzustrengen.«
Ich habe drei Jahre lang »Body Combat« gemacht, das ist ein am Kampfsport orientiertes Fitnesstraining, und wollte jetzt die Wasservariante ausprobieren. Das Ganze ist sehr spielerisch, und man hat anschließend keinen Muskelkater. Aber der Wasserwiderstand ermöglicht keine so schnellen Bewegungen, das ist etwas frustrierend. Außerdem spürt man nicht, dass man schwitzt, und hat deshalb nicht den Eindruck, sich wirklich anzustrengen. Die Bewegungen aus dem Boxen machen Spaß, doch ich finde, man kann sich im Wasser nicht ganz so gut abreagieren wie draußen. Aber so ist es sicher schonender, das ist ein Vorteil.«

Und dann gibt's da noch …

Aqua-Aerobic, Aqua-Circuit, Aqua-Mixed, Aqua-Fatburner, Aqua-Power, Aqua-Pilates, Aqua-Smovey … Die Auswahl ist groß, allerdings leider (noch) nicht in jeder Stadt! Probieren Sie einfach das Angebot aus, das in Ihrer Nähe angeboten wird. Ansonsten haben Sie ja immer die Möglichkeit, ein paar Freundinnen zusammenzutrommeln und gemeinsam mit diesem Buch zu üben!

Mittel gegen die kleinen Schwimmbad-Wehwehchen

Ja, ich ahne schon, was die Hypochonder (oder weniger Aktiven) unter Ihnen sagen werden: »Schwimmbad? Bloß nicht, bei den ganzen Bakterien! Und außerdem kriege ich bestimmt den Wadenkrampf des Jahrhunderts und ertrinke!« Gilt nicht! Denn wenn man ein paar Hygieneregeln und Vorsichtsmaßnahmen befolgt, kann man sich an der Bewegung im Wasser erfreuen, ohne Warzen davonzutragen oder andere Überraschungen zu erleben. Sie haben also keine Entschuldigung mehr.

Aua, ein Krampf! Was tun?

Wir haben es alle schon erlebt: Bei einer bestimmten Bewegung erwischt uns ein Krampf – eine ungewollte Muskelkontraktion, die einen stechenden Schmerz verursacht. Oft ist die Wade betroffen, oder der Schmerz sitzt in der Fußwölbung. Wie entsteht so ein Krampf? Durch die Belastung eines untrainierten Muskels (in dem sich Milchsäure ansammelt) und durch vermehrtes Schwitzen, das einen Mangel an Flüssigkeit und Mineralsalzen (Natrium und Kalium) mit sich zieht. Denn ja, auch im Wasser schwitzt man.

Um einen Krampf zu vermeiden, trinken Sie am besten Wasser, das reich an Mineralsalzen ist, und warten nicht ab, bis Sie Durst bekommen.

Wenn der Krampf einmal da ist, streckt man den betroffenen Muskel – zum Beispiel, indem man Wade oder Fuß an einer Wand entlastet und massiert.

Achtung: Wenn der Krampf länger als eine Stunde andauert, sollten Sie einen Arzt aufsuchen!

Keine Angst vor Warzen

Um Fußwarzen zu vermeiden, sollten Sie nicht barfuß durchs Schwimmbad laufen. Tragen Sie Badeschlappen oder Flip-Flops. Die Füße sollten nach dem Baden gewaschen und gründlich abgetrocknet werden. Benutzen Sie immer ein eigenes Handtuch und borgen sich keines bei jemand anderem, selbst kein frisch gewaschenes.

Pilze? Nein, danke!

Um Mykosen – Juckreiz verursachende Pilzinfektionen – zwischen den Zehen zu vermeiden, helfen vor allem Badeschlappen. Außerhalb des Schwimmbads sollten Sie darauf achten, nicht den ganzen Tag Turnschuhe zu tragen. Außerdem lassen sich Schuhe mit einem Antipilz-Puder oder -Spray behandeln. Trocknen Sie Ihre Füße, besonders zwischen den Zehen, immer mit einem sauberen und trockenen Handtuch ab, wenn Sie anfällig für Fußpilz sind.

Und wenn es Sie doch erwischt hat: Kein Grund zur Panik! Wenden Sie sich an einen Dermatologen, Ihren Hausarzt oder den Apotheker: Es gibt wirksame Mittel, um eine Pilzinfektion loszuwerden.

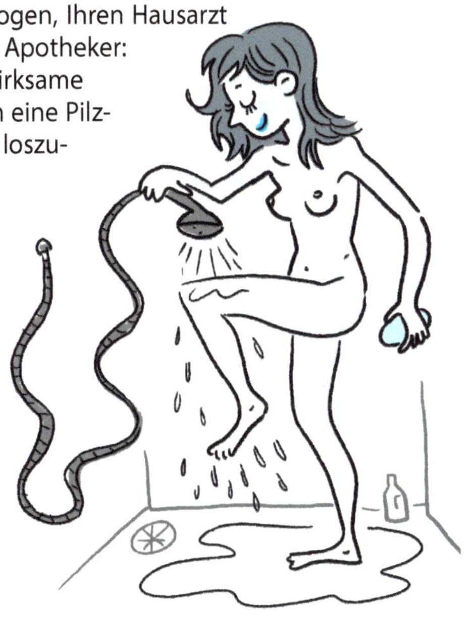

Mein Ernährungsziel für die 3. und 4. Woche:

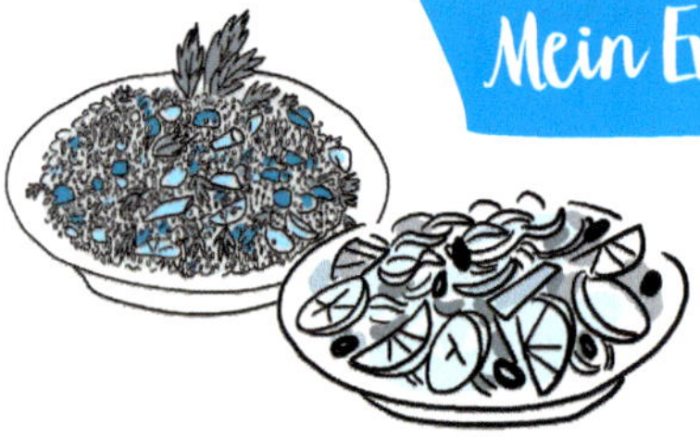

Die Glyx-Diät

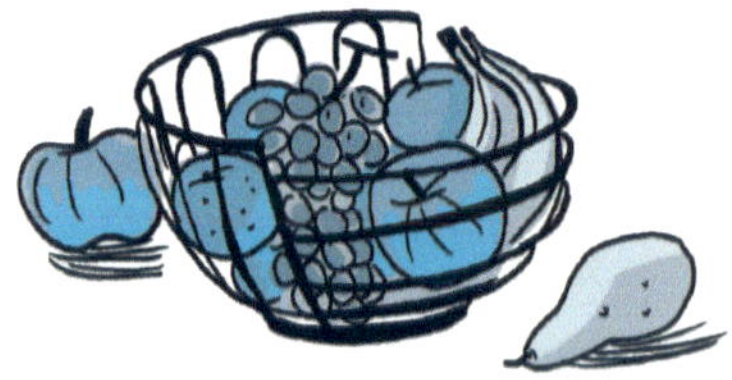

Zu viel Zucker!

Wir wissen es ja eigentlich selbst ganz genau: Wir essen viel zu viel Süßes. Das hat Auswirkungen auf unsere mentale Verfassung und auf unsere Gesundheit: Übergewicht und Fettleibigkeit, Diabetes, Herz-Kreislauf-Erkrankungen, Herzinfarkte, eine beschleunigte Hautalterung und Pickel sind die Folge. Ob man nun zum Trost, für einen Energieschub oder ganz einfach aus schlechter Angewohnheit zu viel Zucker zu sich nimmt: Es ist wichtig, den Konsum einzuschränken, wenn Sie sich Ihre Gesundheit und eine gute Figur erhalten möchten.

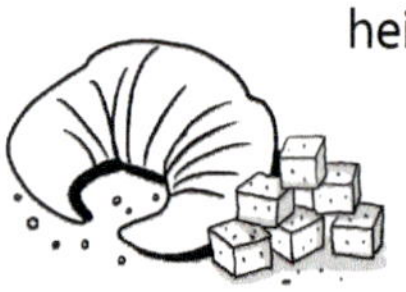

Natürlich müssen Sie kohlenhydrathaltige Nahrung nicht vollkommen aus Ihrer Ernährung streichen, wie es viele Diäten, unter anderem die immer noch angesagte »Paleo«-Diät, fordern.
Die Glyx-Diät schaut auf die Qualität der Kohlenhydrate und bevorzugt Lebensmittel mit einem niedrigen glykämischen Index. Diese werden langsam abgebaut, sie liefern dem Organismus gleichmäßig Energie und tragen dazu bei, den Blutzuckerspiegel zu regulieren. Die Glyx-Diät sorgt für ein anhaltendes Sättigungsgefühl und hemmt den Appetit.

Gut zu wissen: Lebensmittel setzen sich aus verschiedenen Nährstoffen zusammen – Proteinen (Eiweiße), Lipiden (Fetten) und Kohlenhydraten (Zucker) –, die mithilfe von Enzymen verdaut und dann als Energie, gemessen in Kalorien, wieder freigesetzt werden. Diese Energie benötigt der Organismus für Grundfunktionen wie die Atmung oder die Temperaturregulierung sowie für alle körperlichen Tätigkeiten.

Was bedeutet »glykämischer Index«?

Jedes Lebensmittel, das Kohlenhydrate (Zucker) enthält, hat einen bestimmten glykämischen Index (GI), der Auskunft über die Qualität der Kohlenhydrate und ihre Auswirkung auf den Blutzuckerspiegel gibt. Schnelle Kohlenhydrate, die den Glukosespiegel rasch hochschnellen lassen, haben einen hohen GI (größer als 70). Langsame Kohlenhydrate, die wenig Einfluss auf den Glukosespiegel zeigen, haben einen niedrigen GI (kleiner als 55). Zwischen beiden Werten liegen Kohlenhydrate mit mittlerem GI.

»Die besten Ärzte der Welt sind: Dr. Ruhe, Dr. Diät und Dr. Fröhlichkeit.«

Jonathan Swift

Warum sollte ich Nahrungsmittel mit hohem GI meiden?

Einmal im Magen angekommen werden die Kohlenhydrate zunächst von Verdauungsenzymen in Glukosemoleküle zerlegt, bevor sie dann über den Dünndarm ins Blut gelangen und dort den Blutzuckerspiegel (den Zuckeranteil im Blut) heben. Je höher der GI eines Nahrungsmittels (plus oder gleich 60), desto schneller wird die enthaltende Glukose absorbiert. Das heißt: der Blutzuckerspiegel steigt plötzlich und rapide an, dies ruft einen starken Insulinausstoß hervor. Der Zuckerkick begünstigt die Umwandlung von Glukose in Fett (Trigylceride) anstatt in Glykogen (das in der Leber als Zuckervorrat gespeichert wird) und die Ansammlung dieser Fette im Gewebe. Der schlechte Blutzuckerhaushalt sorgt also dafür, dass Fettmasse angesammelt wird. Eine Ernährung, die aus Lebensmitteln mit niedrigem bis mittlerem GI besteht, erlaubt dagegen, sich satt zu essen und trotzdem abzunehmen. Wer sich straffere Schenkel wünscht, wer Reiterhosen oder Bauchfett verschwinden lassen möchte, ohne sich enthalten zu müssen, für den gibt es nichts Besseres.

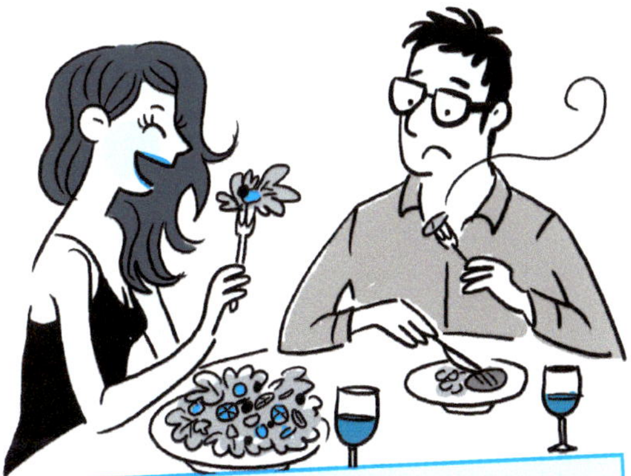

Wenn ein Nahrungsmittel Fett enthält, sinkt dessen GI. Croissants, Pizza und andere kalorienreiche Lebensmittel haben daher einen mittleren GI. Sie sind trotzdem nicht zu empfehlen!

Das Prinzip der Glyx-Diät

Die Glyx-Diät besteht aus Nahrungsmitteln mit niedrigem GI (weniger als 55 auf einer Skala bis 100). Kohlenhydrate sollen 40 bis 55 Prozent der aufgenommenen Kalorien stellen und bevorzugt aus Gemüse, Hülsenfrüchten und Wurzelknollen (ausgenommen die mit Maßen zu genießende Kartoffel) stammen, aber auch aus Obst und Kernen und Nüssen. Brot, Cerealien und Nudeln sind in vernünftigen Mengen erlaubt, solange sie einen niedrigen glykämischen Index haben. Die Glyx-Diät verspricht einen Fettverlust von 200 bis 300 Gramm pro Woche, vor allem um die Taille.

Die drei Phasen der Diät

Die GI-Diät umfasst drei Stufen, deren Dauer variabel ist und davon abhängt, wie viel Gewicht abgenommen werden soll.

Eine **Angriffsphase** (von einigen Tagen), die einen schnellen Gewichtsverlust hervorruft, der motiviert und den Durchhaltewillen stärkt. In dieser Phase sind nur Lebensmittel mit einem sehr niedrigen GI (unter 35) erlaubt.

Eine **Übergangsphase,** die einen progressiven Gewichtsverlust bis zum Wunschgewicht zum Ziel hat. Es sind nur Lebensmittel erlaubt, deren GI unter 55 liegt.

Eine **Stabilisierungsphase,** die idealerweise ein Leben lang fortgeführt wird: Erlaubt sind alle Lebensmittel, deren GI unter 70 liegt, wobei Sie Lebensmittel mit einem niedrigen GI bevorzugen sollten. Lebensmittel mit einem GI über 70 sollten besser die Ausnahme bleiben.

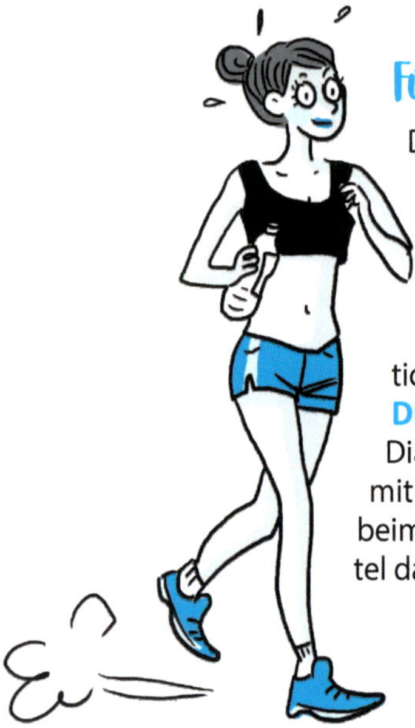

Für wen ist die Diät geeignet?

Die Glyx-Diät ist ideal für Diabetiker, für Übergewichtige und Personen, die zu viel Zucker zu sich nehmen. Von ihr profitieren alle, die mit dem Abnehmen auch ihre Gesundheit fördern möchten.

Die Vorteile: Die ausgewogene Diät beinhaltet keine echten Verbote und kein strenges Fasten, daher ist sie gut mit dem Familienleben und einem aktiven Sozialleben vereinbar. Sie birgt kein Frustrations-Risiko.

Die Nachteile: Die Gewichtsabnahme erfolgt verglichen mit anderen Diäten eher langsam (dafür aber dauerhaft), außerdem muss man sich mit einem recht komplizierten System vertraut machen. Hilfreich ist sicher, beim Einkaufen eine Tabelle mit den GI-Werten der wichtigsten Lebensmittel dabeizuhaben bzw. sie sich an den Vorratsschrank zu kleben.

Test: Warum essen Sie so gerne Süßes?

Kreuzen Sie an, aus welchen Gründen Sie immer wieder schwach werden, dann lassen sich solche Situationen in Zukunft vielleicht umgehen.

☐ Ich bin gestresst (Beruf, Familie, etc.).

☐ Ich habe Ängste/mache mir Sorgen.

☐ Ich suche Trost.

☐ Ich bin erschöpft und brauche Energie.

☐ Ich habe/bekomme meine Regel.

☐ Ich bin süchtig nach weißem Zucker und den aus ihm gefertigten Produkten.

☐ Ich langweile mich schnell.

☐ Ich habe Hunger.

☐ Ich habe mir das so angewöhnt (einen Riegel Schokolade zum Nachtisch, Kekse zum Kaffee …)

☐ Weiterer Grund: _______________

☐ Weiterer Grund: _______________

Wie lässt sich das ändern? Blättern Sie noch einmal zu den Strategien von Dr. Arnaud Cocaul und Ernährungscoach Valérie Orsoni (Seite 41 und Seite 45).

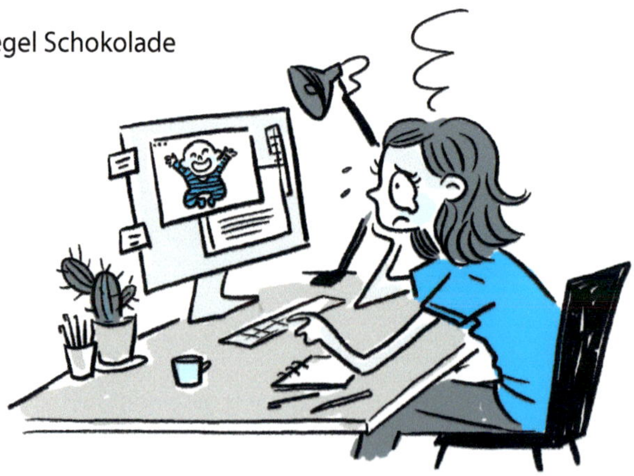

Lebensmittel mit niedrigem GI (unter 55)

Ananas 50
Apfel, frisch oder als Kompott 35
Apfelringe 30
Aprikosen 35
Aubergine 20
Avocado 10

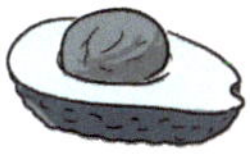

Backpflaumen 40
Banane, noch leicht grün oder gelb, ohne schwarze Stellen 45
Banane, sehr reif mit schwarzen Stellen 50
Basmatireis Langkorn/Vollkorn 45/50
Birne 30
Blumenkohl, Kohl, Rosenkohl 15
Brokkoli 15

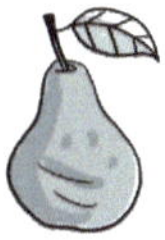

Brombeeren 25
Buchweizen 40
Bulgur 45
Cashews 25
Chicorée 15
Cidre, trocken 40
Erbsen aus der Dose/frisch 45/35
Fenchel 15
Frischmilch 30
Gemüsegurke 15
Goji-Beeren 25
Granatapfel 35
Grüne Bohnen 30
Grüne Linsen 25
Hartweizenpasta *al dente* 40
Haselnüsse 25
Himbeeren 25

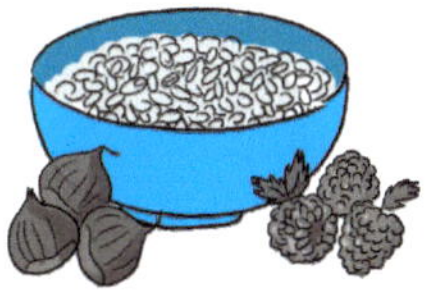

Ingwer 15
Joghurt, natur 35
Johannisbeere 25
Kakifrucht 50
Ketchup 55
Kichererbsen 35
Kidneybohnen 40
Kirschen 25
Kiwi 50

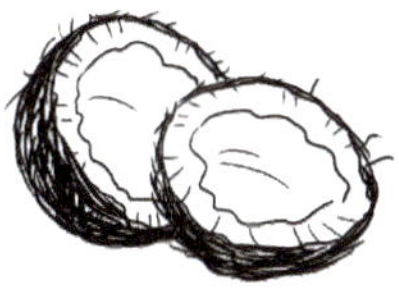

Kokosmilch 40
Kokosnuss 35
Kopfsalat 15
Körnermais 55
Litschi 50
Lupine 15
Makkaroni (Hartweizen) 50
Mandarine, Clementine 30
Mandeln 15
Mango 50

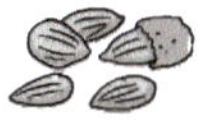

Möhre, gekocht 47
Möhre, roh 16
Müsli, ungesüßt 50
Nektarine 35
Oliven 15
Orange 15
Pampelmuse 25
Paprika 15

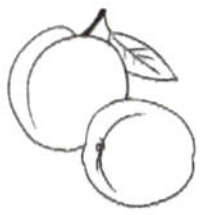

Pfirsich 35
Pilze 15
Pistazien 15
Porree 15
Preiselbeeren, Cranberrys 45
Pumpernickel 45
Quinoa *al dente* 35
Radieschen 15
Rhabarber 15
Rübe, roh 30
Saure Gurken 15
Schokolade mit 70 % Kakaoanteil 25
Sojajoghurt, natur 20
Sojamilch 30
Sonnenblumenkerne 35
Sorbet, ungesüßt 40
Spaghetti aus Weißmehl *al dente* 45
Spinat 15
Süßkartoffel 50
Tofu 15
Tomaten/Tomatensaft, Tomatenpüree oder getrocknete Tomaten 30/35
Topinambur 50
Trockenerbsen 25
Trockenfeigen 50

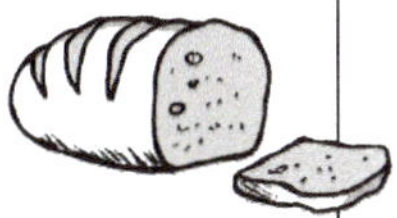

Vollkornbrot (Sauerteig) 40
Vollkornnudeln 50
Vollkornreis 50
Walnüsse 15
Weintrauben, auch als (ungesüßter) Saft 45
Weiße Rüben 30
Weizenkleie oder Haferkleie 15
Wildreis 35
Zitrone 20
Zwergbohnen 25

Lebensmittel mit mittlerem GI (zwischen 55 und 69)

Ahornsirup 55
Camargue-Reis 60
Chips 60
Croissant 60
Datteln 55
Esskastanie, Marone 60
Hartweizengrieß 60
Honig 60
Langkornreis 60
Lasagne (Hartweizen) 60
Melone 65

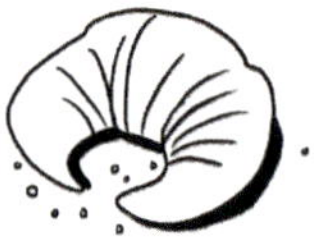

Milchbrot 60
Papaya 60
Pizza 55
Rosinen 65
Roter Reis 55
Sorbet, gesüßt 65
Spaghetti, weich gekocht 55
Speiseeis 60
Tagliatelle 55
Vollkornbrot 65
Weizenvollkornmehl 60

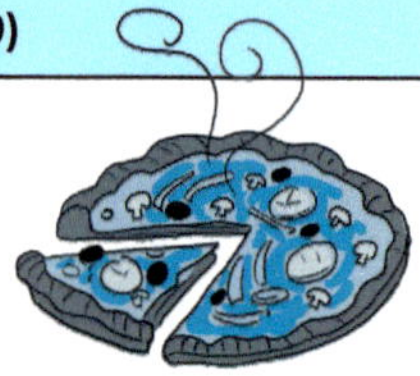

Lebensmittel mit erhöhtem GI (größer oder gleich 70): Bitte meiden!

Bagel 70
Bier 70
Brioche 70
Cerealien, raffiniert und gezuckert 70
Glukose 100
Gnocchi 70
Hamburgerbrötchen 75
Hirse, Sorgho 70
Kartoffeln: Ofenkartoffel/Salzkartoffel/
Pellkartoffel/Kartoffelpüree/Pommes frites
95/70/70/80/95
Kekse 70
Kürbis 75
Lasagne (Weichweizen) 75
Maisstärke 85
Milchreis, gezuckert 85
Pasta (Weichweizen) 70
Pastinake 85

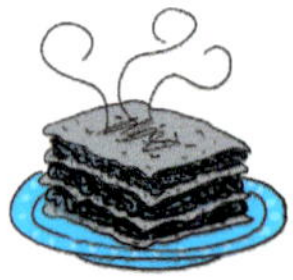

Polenta (Maisgrieß) 70
Popcorn 70
Puffreis, Reiswaffel 85
Ravioli (Weichweizen) 70
Reisbrot 70
Schnellkochreis (vorgekocht) 75
Toastbrot 75
Ungesäuertes Brot 70
Waffel, gezuckert 75
Wassermelone 75
Weißbrot, Baguette 70
Weißbrot, glutenfrei 90
Weißer Reis 70
Weißmehl (Type 405) 85
Zucker, weißer (Saccharose), brauner,
Rohrohrzucker, Vollrohrzucker 70
Zwieback 70

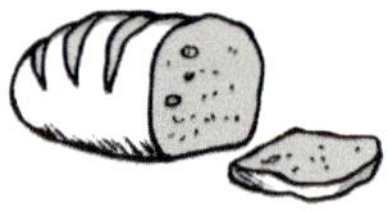

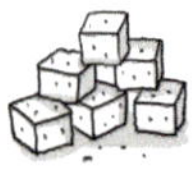

»Der Mensch ist, was er isst.«

Ludwig Feuerbach

Und wie funktioniert das im Alltag?

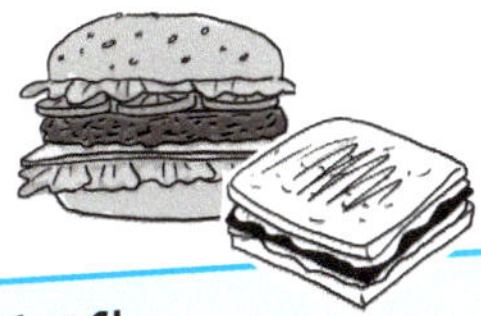

Woher weiß ich, welchen GI einzelne Lebensmittel haben?
Alle nützlichen Informationen finden Sie auf der offiziellen Website der Montignac-Methode: www.montignac.com/de.

Lebensmittel einordnen

Sie brauchen nicht sämtlichen Zucker aus der Ernährung zu streichen. Kohlenhydrate, die in Obst, Gemüse, Hülsenfrüchten, stärkehaltigen Lebensmitteln und bestimmten Getreiden enthalten sind, wirken sich sogar positiv aus, da sie mit Ballaststoffen, Vitaminen und Mineralien verbunden sind. Vorsicht gilt aber bei allen hinzugefügten Zuckern, die etwa in Limonade und Süßem stecken, aber auch in Weißbrot und Frühstücksflocken, Tütensuppe oder Suppenwürfeln, in Fertiggerichten, Desserts (vor allem auch in Fruchtjoghurts und anderen gesüßten Milchprodukten) und Grillsoßen.
Vollkornbrot, *al dente* gekochte Pasta oder Vollkornnudeln, Basmatireis und Süßkartoffeln sind in vernünftigen Mengen akzeptabel. Um Baguette, Weizentoast, Kartoffelpüree, Chips, Klebreis und Schnellkochreis machen Sie dagegen lieber einen Bogen: Sie sind genauso schädlich wie Süßes!

Inhaltsstoffe durchlesen

Lesen Sie die Etiketten von Lebensmitteln, um zugefügten Zucker aufzuspüren. Falls Zucker erster oder zweiter Inhaltsstoff eines Produktes ist, lassen Sie es lieber stehen. Gleiches gilt, wenn Zucker mehrmals in der Zutatenliste auftaucht, nur unter verschiedenen Namen: als Glukose, Fruktose, Dextrose, Galaktose, Saccharose, Maltose, Sukrose und unter anderen Bezeichnungen auf »-ose«, als Maissirup, Glukose-Fruktose-Sirup, Zuckersirup, Ahornsirup, Dextrin, Maltodextrin usw … Bei alldem: besser Hände weg!

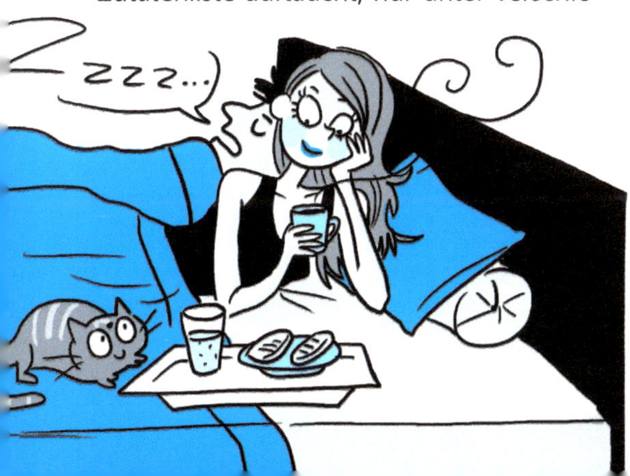

Versteckten Zucker meiden

Vermeiden Sie überflüssigen Zucker in Tee, Kaffee, Milchgetränken, Obstsalat, Kompott … Und machen Sie Schluss mit Limonaden, Säften, Nektar, Sirup und anderen stark zuckerhaltigen Getränken. Süßes und Kekse sind tabu und werden am besten durch ein frisches Obst, zwei Stückchen dunkle Schokolade (über 70 Prozent Kakaoanteil) oder eine Handvoll Nüsse (Mandeln, Haselnüsse, Walnüsse …) ersetzt – das macht satt und liefert zudem Antistress-Mineralien (Magnesium, Omega-3).
Achten Sie besonders auf ein gesundes Frühstück, das Proteine (Ei, Schinken, Käse …) und so wenig Zucker wie möglich enthalten sollte. Es kann Vollkornbrot und Müsli enthalten, aber keine Marmelade oder Honig und keinen Fruchtsaft aus der Packung. Sie werden sehen, nach zwei Wochen ist das Verlangen nach Zucker verschwunden, und Sie spüren wieder mehr Energie. Bleiben Sie dran!

Und was ist mit Zuckerersatzstoffen?

Aspartam, Xylitol, Saccharin, Saccharose, Sorbitol, Maltitol, Isomalt … von Kunstzuckern bzw. Süßstoffen lässt man besser die Finger. Die industriell gefertigten Austauschstoffe machen weiter Appetit auf Zucker und begünstigen Hungerattacken und Überkonsum. Einigen Studien zufolge machen sie sogar dick! Sie bringen nicht nur unsere Ernährungsgewohnheiten durcheinander, sondern auch Stoffwechsel und Darmflora, außerdem fördern sie Diabetes.

Pasta? Bitte AL DENTE!

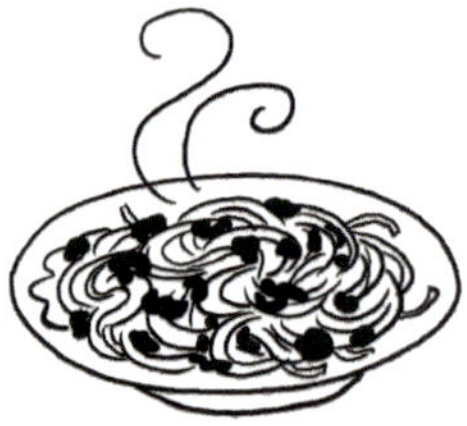

Die Stärke in Teigwaren geliert, wenn diese in Wasser gekocht werden. Und die gelierte Stärke wird bei der Verdauung schneller in Glukose umgewandelt. Je mehr Stärke geliert, desto höher ist der GI. Das erklärt, warum Pasta *al dente* einen niedrigeren GI hat als weich gekochte und vorgekochte Nudeln oder Schnellkoch-Pasta.

Und wie mache ich das in der Küche?

Sie haben endgültig keine Lust mehr auf Fettpölsterchen und zwickende Hosenbunde? Hier ein paar Tipps, welche Lebensmittel und welche Zubereitungsarten Ihnen zu einer schlankeren Taille verhelfen können.

5 Tipps für zuckerarmes Zubereiten

❶ Setzen Sie auf Früchte!
Aprikosen und Datteln sind von Natur aus sehr zuckerhaltig und können püriert oder fein gehackt zum Backen und auch für Milchzubereitungen verwendet werden. Das Gleiche gilt für Erdbeeren, Heidelbeeren, Goji-Beeren, Cranberrys … Auch ungezuckertes Püree aus aromatischen Früchten wie Mango, Erdbeere, Pfirsich, Ananas geht prima …

❷ Ersetzen Sie herkömmlichen Zucker durch Agavensirup oder Kokosblütenzucker
Agavensirup, der Extrakt eines mexikanischen Kaktus, hat einen niedrigen GI (19), der einen jähen Insulinanstieg vermeidet und nur halb so viel Kalorien hat wie herkömmlicher Zucker. Da er zu mehr als zwei Dritteln aus Fruktose besteht, sollten Sie Agavensirup dennoch nur sporadisch verwenden.
Kokosblütenzucker wird aus der Blüte der Kokospalme gewonnen. Er hat einen relativ niedrigen GI (35) und ist daher akzeptabel – aber in Maßen. Denken Sie daran: Zucker bleibt Zucker, und so kann keine echte Entwöhnung von Süßem stattfinden.

❸ Streuen Sie Kokosstreusel über Ihr Dessert …
Der Geschmack von Kokos bringt einen exotischen Hauch, ganz ohne Zucker!

❹ … oder Raspeln dunkler Schokolade
Die Schokolade muss einen Kakaoanteil von mindestens 70 Prozent haben!

❺ Behelfen Sie sich mit Gewürzen
Zimt und Vanille geben ein leckeres Aroma und täuschen Süße vor. Zimt vermindert außerdem Zuckergelüste.

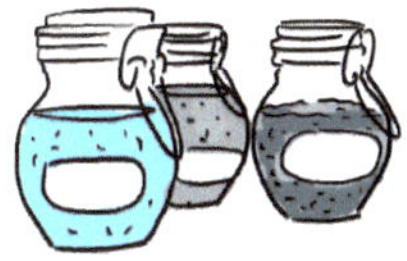

Diese 4 Lebensmittel mit niedrigem GI sind echte Schlankmacher und gehören unbedingt auf Ihren Speiseplan!

- Der Apfel: Seine Ballaststoffe regulieren die Verdauung, seine Pektine wirken appetithemmend. Der Schlankmacher schlechthin.
- Die Mandel: Sie ist reich an Antioxidanzien und Ballaststoffen, sie stabilisiert den Blutzucker und verhindert so Hungerattacken. Essen Sie etwa ein Dutzend pro Tag.
- Die Grapefruit: Sie enthält viele lösliche Ballaststoffe, fördert die Verdauung und trägt zu Verringerung von »bösem« Cholesterin (LDL) bei. Außerdem hat sie kaum Kalorien. Das ideale Dessert.
- Backpflaumen: Die Trockenfrüchte enthalten Sorbit, das abführend wirkt, und außerdem Antioxidanzien, die effektiv entgiften. In Backpflaumen steckt außerdem ein Stoff, der die Kontraktionen des Darms unterstützt: flacher Bauch garantiert!

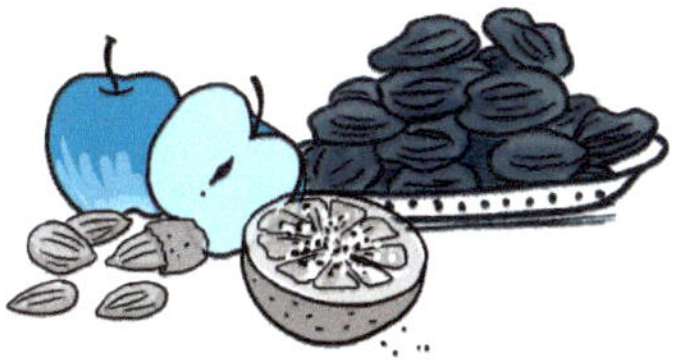

Mein 10-Tage-Ernährungsplan

Hier Menüvorschläge für 10 Tage, die Ihnen helfen, die vorgestellten Prinzipien in die Tat umzusetzen.

1. Die Angriffsphase

Während dieser Phase, die bis zu einer Woche dauern kann, sind nur Lebensmittel mit einem niedrigen GI (weniger als 35) erlaubt, damit ein ausreichender Gewichtsverlust eintritt und Sie zum Weitermachen motiviert werden. Denken Sie daran: Einer der positiven Aspekte dieser Diät liegt darin, dass Hungerattacken, Rückfälle und Frust vermieden werden!

Das Frühstück darf kaum Zucker enthalten und besteht daher am besten aus Lebensmitteln mit niedrigem GI, aus Proteinen und Obst (als Vitamin- und Ballaststofflieferanten).

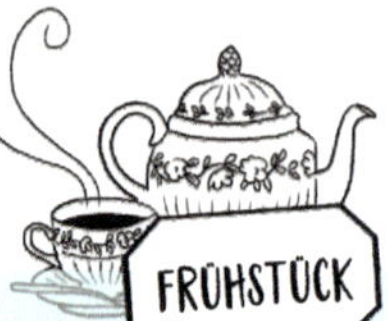

1. Tag

FRÜHSTÜCK

- 1 heißes Getränk (Tee oder Kaffee), ungesüßt
- selbst gemachtes Rhabarberkompott, ungesüßt
- 1 Handvoll Nüsse: Mandeln, Haselnüsse, Cashews …
- 1 Sojajoghurt

MITTAGS

- 1 Avocado mit 1 EL Olivenöl, Salz und Pfeffer
- 2 Chicorée mit gekochtem Schinken und etwas geschmolzenem Gruyère
- 100 g Quinoa *al dente* oder grüne Linsen

ABENDS

- 1 rohe Karotte
- Brokkoli-Champignon-Suppe mit 4 bis 5 Garnelen
- grüner Salat mit Weizenkleie

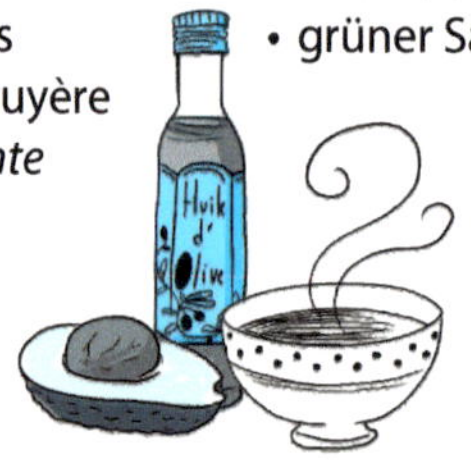

2. Tag

FRÜHSTÜCK

- 1 heißes Getränk (Tee oder Kaffee), ungesüßt
- 1 frisches Obst: Aprikose oder Orange oder Nektarine oder 1 Handvoll Kirschen
- 1 Handvoll Nüsse: Haselnüsse, Cashews, Mandeln, Pistazien …
- 1 Joghurt aus Kuhmilch, Ziegenmilch oder Schafsmilch oder 1 Sojajoghurt

MITTAGS

- Gurkensalat mit ein paar Radieschen und Vinaigrette
- Blumenkohl und 1 kleines Lachsfilet
- 100 g gedünstete Zwergbohnen
- 2 Stück Schokolade (70 Prozent Kakao)

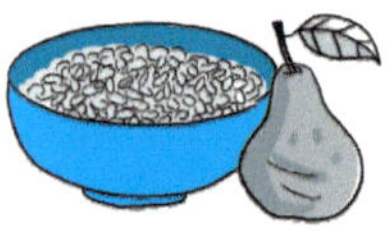

ABENDS

- Salat aus Paprika, Lupinensamen, Oliven und Cornichons mit wenig Vinaigrette
- 1 Scheibe Kochschinken
- 100 g gedünstete grüne Bohnen
- 1 Handvoll Apfelringe (getrocknet)

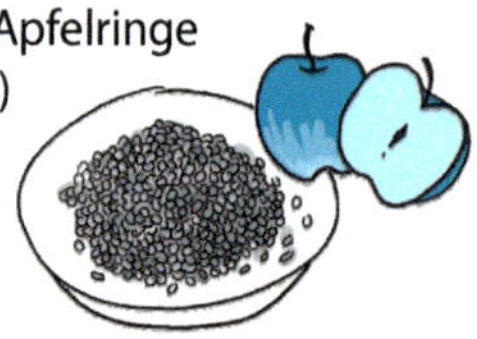

3. Tag

FRÜHSTÜCK

- 1 heißes Getränk (Tee, Kaffee …), ungesüßt
- 1 Handvoll Nüsse: Mandeln, Cashews, Walnüsse, Pistazien
- 100 g roter Fruchtsalat aus Erdbeeren, Himbeeren, Brombeeren, Johannisbeeren, Granatapfel … mit Kokosraspeln
- 1 Sojajoghurt

MITTAGS

- Avocado mit 5 bis 6 Garnelen und ein paar Tropfen Olivenöl
- Spinat mit Putenbrust (40 g)
- 100 g Quinoa *al dente*

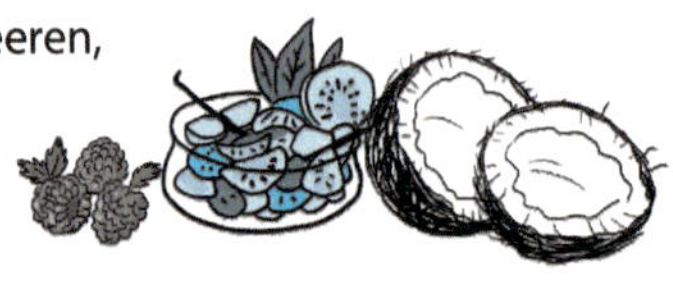

ABENDS

- Rote-Bete-Salat mit Vinaigrette
- Omelette mit weißer Rübe
- 1 Handvoll Goji-Beeren in 1 Naturjoghurt

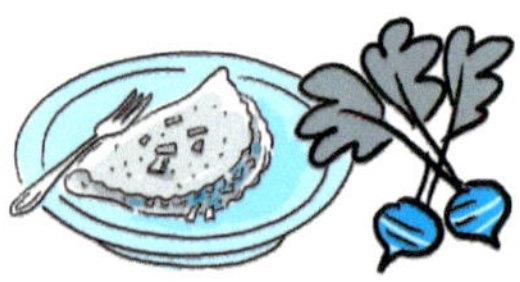

4. Tag

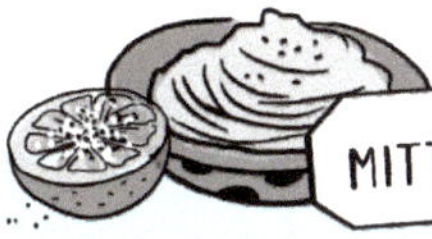

FRÜHSTÜCK

- 1 heißes Getränk (Tee oder Kaffee), ungesüßt
- 1 Handvoll Mandeln
- 1 Grapefruit
- 1 Naturjoghurt

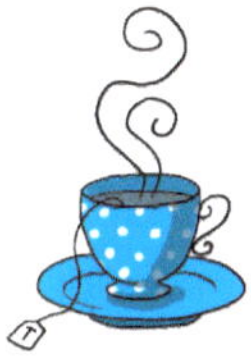

MITTAGS

- 1 rohe Karotte
- Ratatouille aus Aubergine, Paprika, Oliven
- 1 gedünstetes Doradenfilet
- 100 g Quinoa
- 100 g rote Früchte mit Pistaziensplittern und Zitronensaft

ABENDS

- Suppe aus in Streifen geschnittenen Wakame-Algen, Tofu-Würfeln und Karottenstreifen
- 1 gekochtes Ei in Scheiben, Sojasoße
- selbst gemachtes Rhabarberkompott, ungesüßt

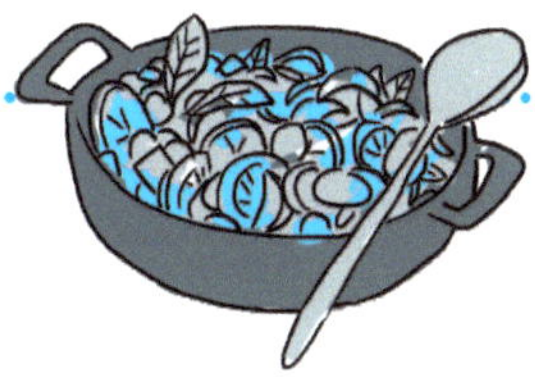

2. Die Übergangsphase

Während dieser Phase, die bis zum Erreichen des Wunschgewichts andauert, sollten Sie konsequent nur Lebensmittel mit einem GI unter 55 konsumieren.

1. Tag

FRÜHSTÜCK

- 1 Tee oder Kaffee, ungesüßt
- 1 Schüssel Bio-Haferflocken oder Bio-Müsli ohne Zucker (mit Nüssen, Mandeln, getrockneten Aprikosen, Goji-Beeren, Cranberrys …)
- 1 Naturjoghurt oder 1 Glas Milch (Kuhmilch, Ziegen- oder Schafsmilch, mit Kalzium angereicherte Mandel- oder Sojamilch)
- 1 Orange

MITTAGS

- Linsen und geräucherter Lachs
- 1 hart gekochtes Ei
- 1 bis 2 Chicorée mit Nussöl
- 1 Schafsmilchjoghurt
- 1 Mango

ABENDS

- vegetarische Lasagne, grüner Salat mit leichter Vinaigrette und wenigen Parmesanspänen
- 1 Obstspieß aus frischen Früchten der Saison (am besten Bio-Obst): Orange, Clementine, Kiwi, Ananas … bestreut mit Kokosraspeln

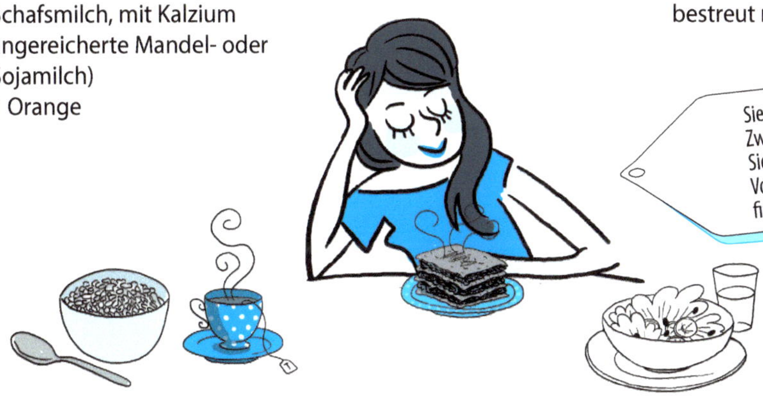

Sie können nachmittags eine Zwischenmahlzeit einfügen, wenn Sie das Bedürfnis danach haben. Vorschläge für den kleinen Imbiss finden Sie auf Seite 44.

2. Tag

FRÜHSTÜCK

- 1 Tee oder Kaffee ohne Zucker
- 1 Scheibe Vollkornbrot
- 1 Avocado
- 1 Scheibe geräucherter Lachs

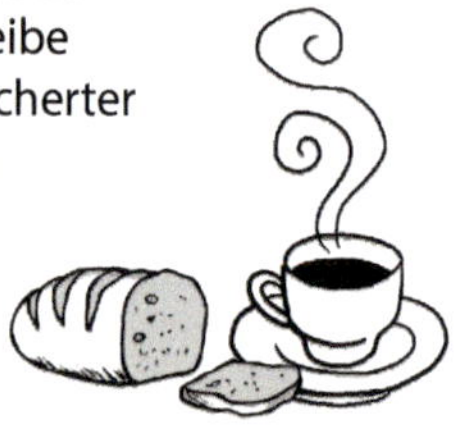

MITTAGS

- Avocado mit Garnelen (½ Avocado, 7 Garnelen)
- 1 Putenschnitzel mit Sahne (1 EL) und frischen Pilzen
- 50 g Basmati-Wildreis-Mischung
- 1 Kiwi

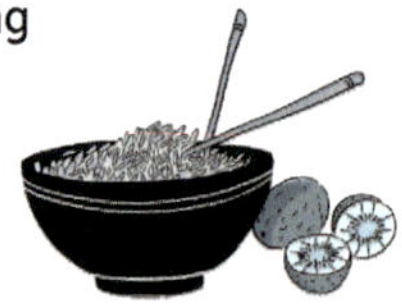

ABENDS

- Süßkartoffel-Möhren-Suppe
- Omelette aus 2 Eiern mit Zucchini
- grüner Salat mit Nussöl
- 1 Bratapfel mit Zimt und gehackten Mandeln

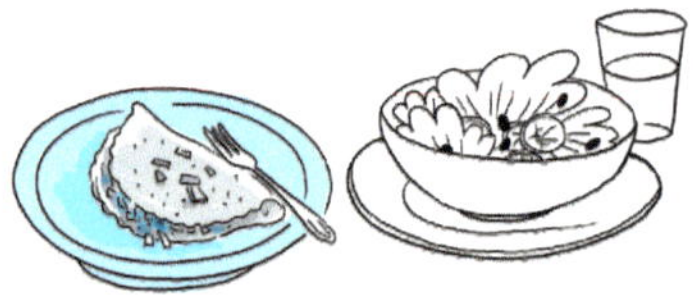

3. Tag

FRÜHSTÜCK

- 1 Tee oder Kaffee, ungesüßt
- 2 bis 3 Scheiben Vollkornbrot mit etwas Butter
- 1 Scheibe Kochschinken oder Räucherlachs oder 1 weich gekochtes Ei
- 1 Orange

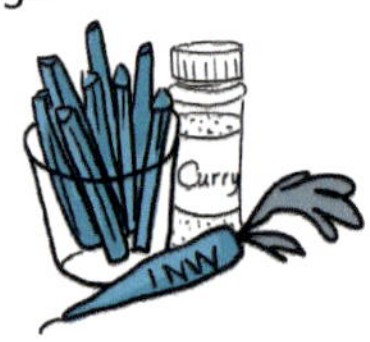

MITTAGS

- Möhrensalat mit dem Saft einer Orange + Zitrone, Senf, Nussöl, Petersilie und Schnittlauch
- Chili con carne aus Kidneybohnen, Tomaten, roten Paprika, Zwiebeln und 50 g Hackfleisch (5 % Fett)
- 2 Clementinen oder frische Erdbeeren

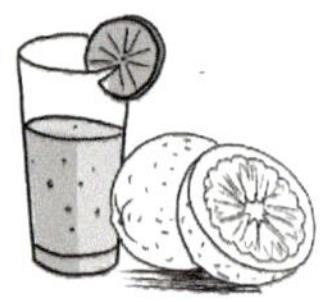

ABENDS

- 5 Garnelen
- Gemüse-Curry: verschiedene Gemüsesorten (keine Kartoffeln) in Olivenöl mit Currypulver und Kokosmilch gedünstet
- 1 Schoko-Birne (in 2 Stück geschmolzener schwarzer Schokolade mit 70 % Kakaoanteil)

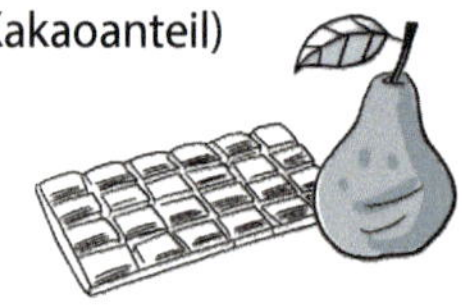

4. Tag

FRÜHSTÜCK

- 1 Tee oder Kaffee ohne Zucker
- 100 g Quark mit 4 EL Haferkleie
- Rhabarberkompott, ungesüßt
- 5 bis 6 Mandeln oder Walnüsse

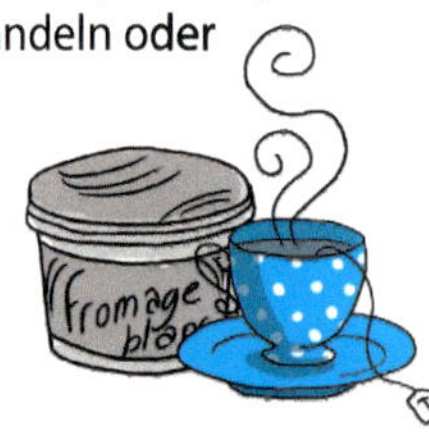

MITTAGS

- 1 Artischocke mit Vinaigrette
- Ratatouille mit Hackfleisch aus Tomaten, Zucchini, Zwiebeln, Knoblauch, Paprikaschote und 60 g Hackfleisch (5 % Fett))
- 1 kleine Banane

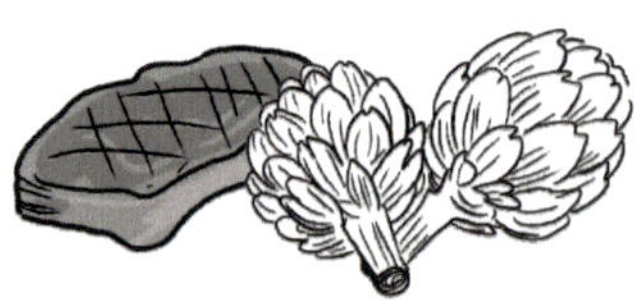

ABENDS

- Gemüsesuppe ohne Kartoffeln
- Frischer Rohkostsalat mit Wildreis
- 1 Bratapfel mit Zimt

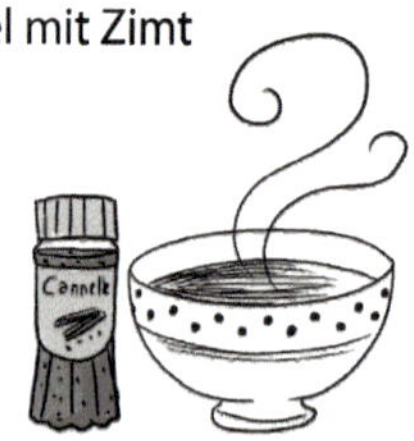

5. Tag

FRÜHSTÜCK

- 1 Tee oder Kaffee ohne Zucker
- 2 Vollkornzwieback und 30 g Ziegenkäse
- 1 Kiwi

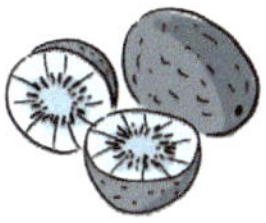

MITTAGS

- 100 g Kochschinken
- Linsensalat
- 1 Kompott, ungesüßt

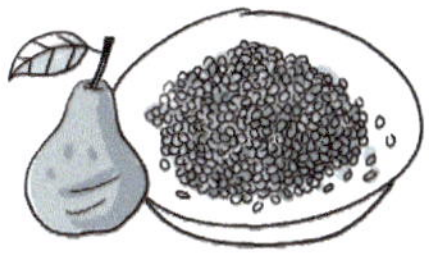

ABENDS

- Gazpacho mit 1 Scheibe Sauerteig- oder Vollkornbrot
- 1 Garnelenspieß (5 Garnelen) mit Gemüse
- 1 Apfel

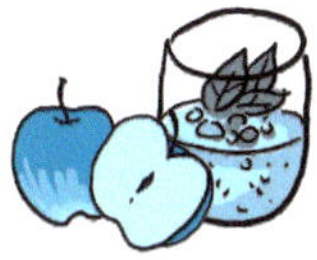

6. Tag

FRÜHSTÜCK

- 1 Tee oder Kaffee, ungesüßt
- 1 Schüssel Bio-Haferflocken oder Bio-Müsli ohne Zucker (mit Mandeln, getrockneten Aprikosen und Körnern), plus Mandelmilch
- 1 Orange

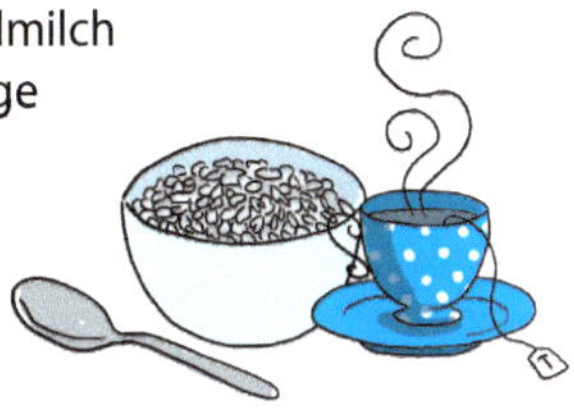

MITTAGS

- 100 g Quinoa, gekocht
- 60 g Meeresfrüchte
- grüner Salat mit leichter Vinaigrette
- Kompott, ungesüßt

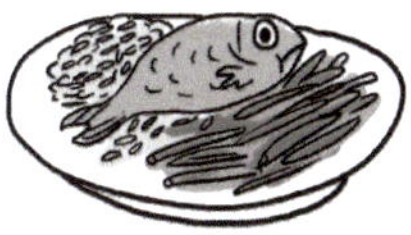

ABENDS

- Tomatensalat
- Omelette mit Kräutern und Champignons mit Vollkornreis
- Apfel mit Zimt

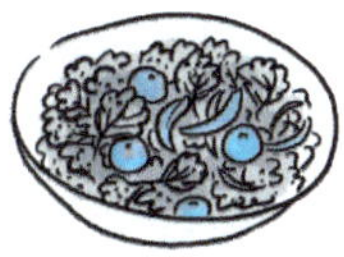

7. Tag

FRÜHSTÜCK

- 1 Tee oder Kaffee, ungesüßt
- 1 Naturjoghurt
- 40 g zarte Haferflocken mit Goji-Beeren, Cranberrys, Mandeln, Walnüssen … und Mandelmilch
- 1 Kiwi

MITTAGS

- Rotkohlsalat
- 1 Filet mignon
- Zucchinipfanne mit Nusssplittern
- 2 Aprikosen

ABENDS

- gefüllte Aubergine
- grüner Salat
- 2 getrocknete Pflaumen

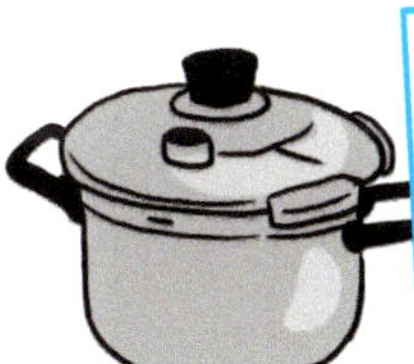

Wie koche ich schonend und kalorienarm?
Gesunde Zubereitungsarten kommen ohne Fett aus. Dazu gehören dämpfen, dünsten, schmoren, in Brühe garen, in Folie backen, im Backöfen grillen …

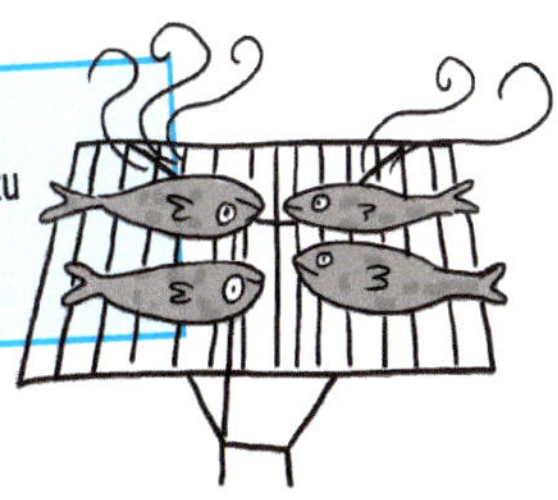

KAPITEL 5

Mein Trainingsziel für die 5. und 6. Woche:

An die Polster, fertig, los!

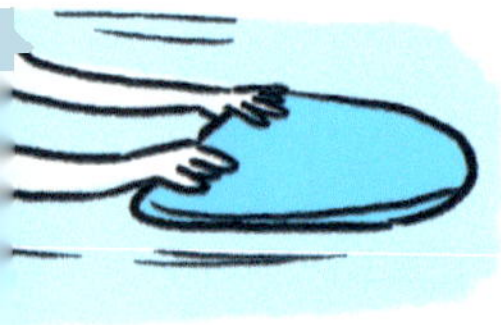

Sie sind inzwischen wahrscheinlich um einige Kilo leichter, aber vielleicht gibt es immer noch ein paar hartnäckige Pölsterchen. Hier einige Übungen, die diese garantiert verschwinden lassen.

5 Übungen zur Straffung des Oberkörpers

An eine Aufwärmphase von 5 bis 10 Minuten (siehe Seite 22) schließen 3 bis 5 kräftigende Übungen (jeweils für Oberkörper, Taille oder Beine) an, die insgesamt 35 bis 45 Minuten dauern, dann folgt eine rund zehnminütige aktive Erholungsphase mit Lockerungsübungen im Wasser und am Beckenrand.

Klimmzüge

Ausgangsposition: Halten Sie sich im tiefen Wasser am Beckenrand fest, die Beine sind knapp schulterbreit auseinander.

Bewegungsablauf: Ziehen Sie sich hoch und atmen dabei aus. Das Kinn sollte auf Höhe der Beckenkante sein. Versuchen Sie, die Position einige Sekunden zu halten, dann lösen Sie die Anspannung. Achten Sie darauf, sich vorher aufzuwärmen, und passen Sie auf, dass Sie sich nicht die Arme aufschürfen!

Wie oft? 3 Durchläufe à 1 Minute mit 15 Sekunden Pause. Wenn Ihnen die Übung leichtfällt, können Sie die Schwierigkeit mit Knöchelgewichten steigern.

Wozu? Ideal zum Ausbau von Rücken- und Armmuskulatur.

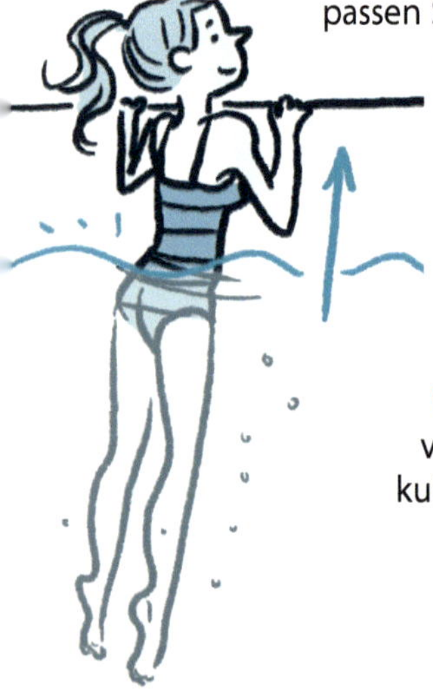

Schwimmnudelbogen

Ausgangsposition: Im schultertiefen Wasser stehend, die Arme seitlich im rechten Winkel am Körper. In den Händen eine Schwimmnudel, die an den Enden gefasst und nicht zu nah am Körper gehalten wird.

Bewegungsablauf: Biegen Sie nun die Schwimmnudel zu einem Bogen, indem Sie die Hände unter Wasser tauchen und ausatmend zusammenführen. Dann erneut die Ausgangsposition einnehmen und von vorn anfangen.

Wie oft? Im schnellen Rhythmus 3 Durchläufe von 1: 30 Minuten, mit 15 Sekunden Pause.

Wozu? Die Übung stärkt Arm- und Brustmuskulatur.

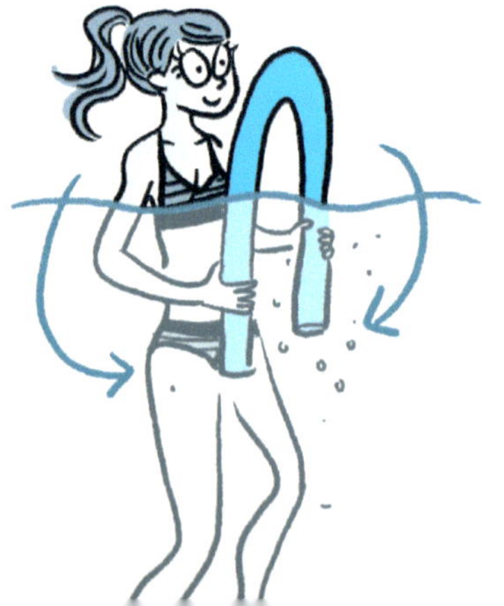

Brettrudern

Ausgangsposition: Im mitteltiefen bis tiefen Wasser auf einem Schwimmbrett sitzend. Der Rücken ist gerade.
Bewegungsablauf: Rudern Sie mit den Armen (abwechselnd). Der Oberkörper bewegt sich nicht.
Wie oft? 3 Durchläufe à 1 Minute, mit 15 Sekunden Pause. Die Übung eignet sich für ein Wettrennen zu zweit, dann macht es mehr Spaß, und es sieht dann auch cooler aus.
Wozu? Für schöne Armmuskeln.

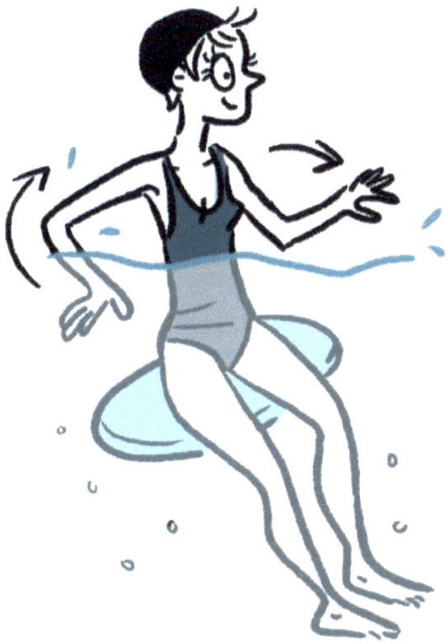

Seitenrudern

Ausgangsposition: Stehend im brusttiefen Wasser. Fassen Sie ein Schwimmbrett an den Längsseiten und halten es senkrecht vor sich.
Bewegungsablauf: Machen Sie mit dem Brett Ruderbewegungen durchs Wasser, abwechselnd links und rechts, im Stehen oder auch im Laufen.
Wie oft? 3 Durchläufe à 1 Minute, mit 15 Sekunden Pause. Steigern Sie jedes Mal das Tempo.
Wozu? Trainiert Arm-, Brust- und Rückenmuskeln und selbst die schrägen Bauchmuskeln! Eine superumfassende Übung!

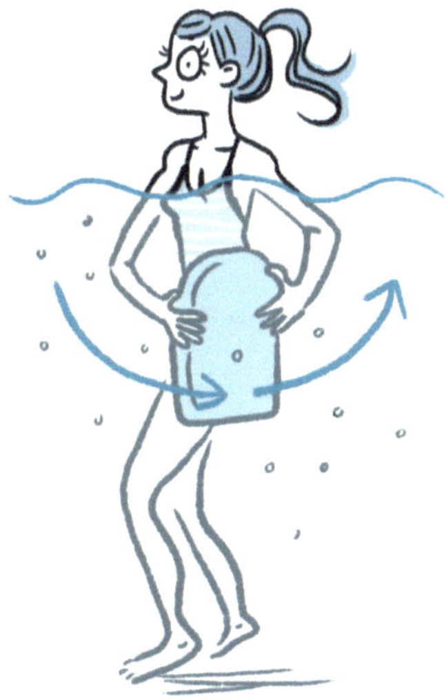

Brettdrücken

Ausgangsposition: Stehend im schultertiefen Wasser. Fassen Sie ein Schwimmbrett an den Längsseiten und halten Sie es mit gestreckten Armen senkrecht vor sich.
Bewegungsablauf: Drücken Sie das Brett im Laufen und mit dem Einatmen gegen die Brust, dann strecken Sie es ausatmend wieder von sich. Der Rücken bleibt gerade.
Wie oft? 4-mal 10 Meter, ohne Pause.
Wozu? Bringt Brust-, Rücken- und Armmuskulatur in Schwung und auch die Beine.

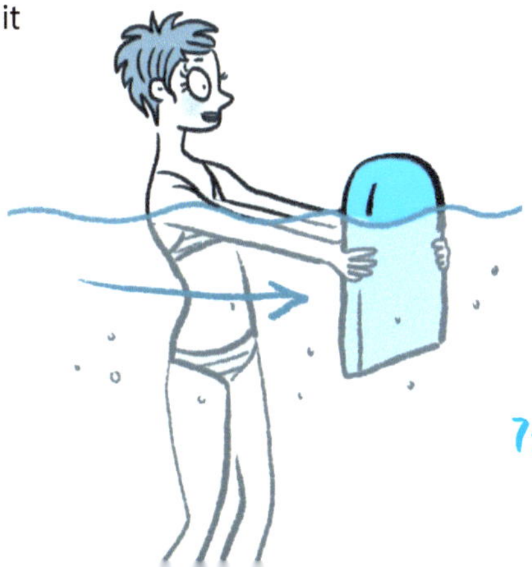

5 Übungen zur Stärkung der Bauchmuskeln

123 oder ABC

Ausgangsposition: Auf dem Rücken im Wasser liegend, je eine Schwimmnudel unterm Arm. Die Beine sind gestreckt.
Bewegungsablauf: Schreiben Sie mit den Füßen die Zahlen von 0 bis 9.
Wie oft? Schreiben Sie 3-mal alle Ziffern, beenden können Sie die Übung mit einer 10. Dazwischen 15 Sekunden Pause.
Variante: Schreiben Sie alle Buchstaben des Alphabets.
Wozu? Für schöne Bauchmuskeln!

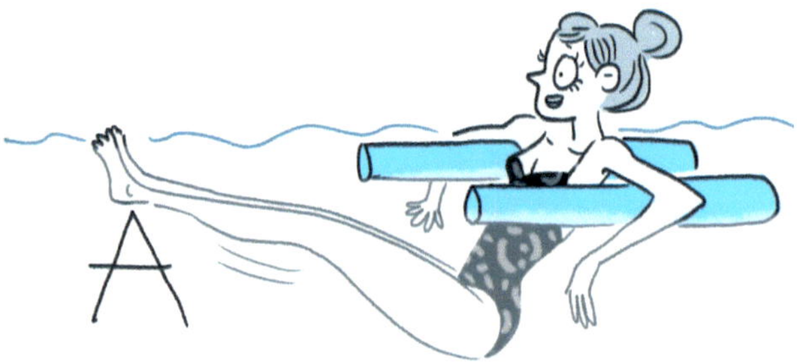

Beinkreise

Ausgangsposition: In Sitzposition, mit einer Schwimmnudel oder Schwimmbrettern unter den Achseln, die Beine waagrecht ausgestreckt, die Füße sind zusammen.
Bewegungsablauf: Malen Sie mit den Füßen kleine Kreise, wechseln Sie dabei die Richtung. Die Füße bleiben zusammen. Versuchen Sie, die Zehen an die Wasseroberfläche zu bringen. Der Rücken sollte gerade bleiben. Atmen Sie in Ihrem Rhythmus.
Wie oft? 4 Durchläufe à 1 Minute, mit 5 Sekunden Pause. Wechseln Sie nach jedem Durchgang die Richtung. Sie können Tempo und Radius variieren.

Wozu? Die Übung stärkt die geraden Bauchmuskeln, die einen schönen Waschbrettbauch zaubern.

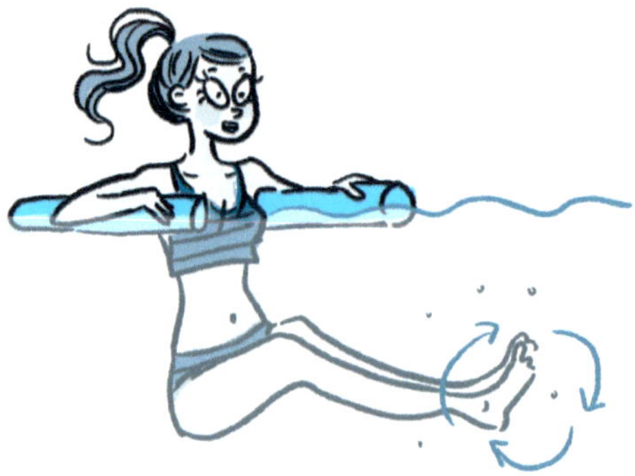

Anhocken

Ausgangsposition: In Sitzposition, eine Schwimmnudel unter den Achseln (oder je ein Schwimmbrett fest unter den Arm geklemmt). Die Beine sind leicht angezogen, die Zehen zeigen so weit wie möglich aus dem Wasser.
Bewegungsablauf: Ziehen Sie die Knie an die Brust und nehmen dabei den Oberkörper nach vorn, um der Bewegung Schwung zu geben. Achten Sie darauf, während der Anstrengung auszuatmen. Dann wieder lockern und die Beine strecken.
Wie oft? 3 Durchläufe à 1 Minute, mit 5 Sekunden Pause.
Variante: Benutzen Sie Knöchelgewichte.
Wozu? Zur Stärkung des geraden Bauchmuskels, der eine schöne Taille macht, wenn er gut trainiert ist.

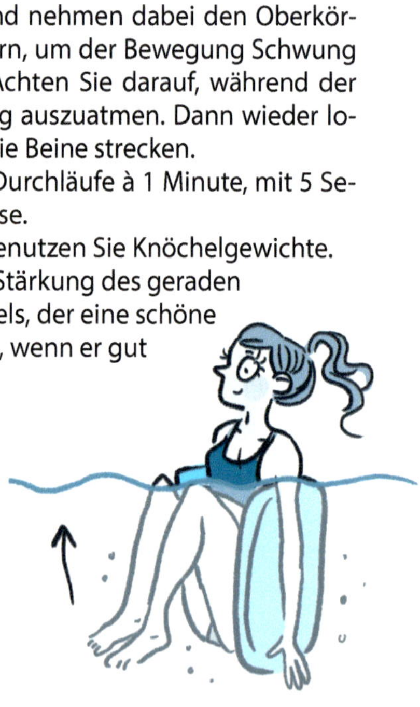

Beckenpendel

Ausgangsposition: Stehend im Wasser, je eine Schwimmnudel oder ein Schwimmbrett unterm Arm, die Beine sind im rechten Winkel angezogen.

Bewegungsablauf: Machen Sie mit dem Becken Pendelbewegungen nach rechts und links, die Beine bleiben dabei zusammen. Neigen Sie beim Richtungswechsel den Oberkörper nach vorn und atmen Sie mit der Anspannung aus.

Wie oft? 3 Durchläufe à 1 Minute, mit 5 Sekunden Pause.

Wozu? Zur Stärkung der schrägen Bauchmuskeln, die eine Wespentaille zaubern!

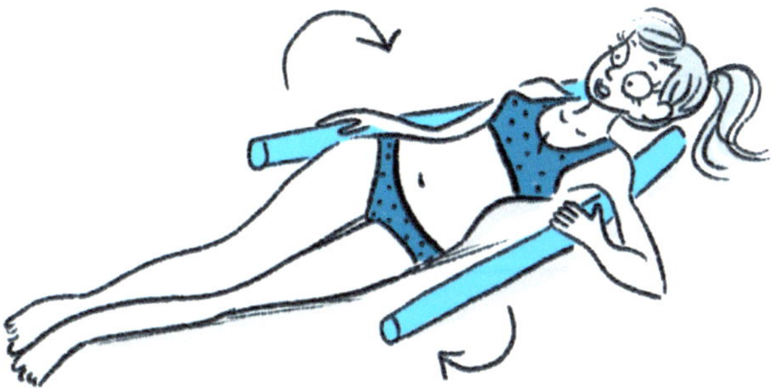

Beckenkreisel

Ausgangsposition: Auf dem Rücken im Wasser liegend, je eine Schwimmnudel unterm Arm. Die Beine sind ausgestreckt.

Bewegungsablauf: Drehen Sie Becken und Beine zu einer Seite (die Hüfte zeigt aus dem Wasser), dann zur anderen Seite. Die Schultern bewegen sich dabei nicht.

Wie oft? 3 Durchläufe à 1 Minute, mit 5 Sekunden Pause.

Variante: Mit Knöchelgewichten.

Wozu? Zur Stärkung der schrägen Bauchmuskeln.

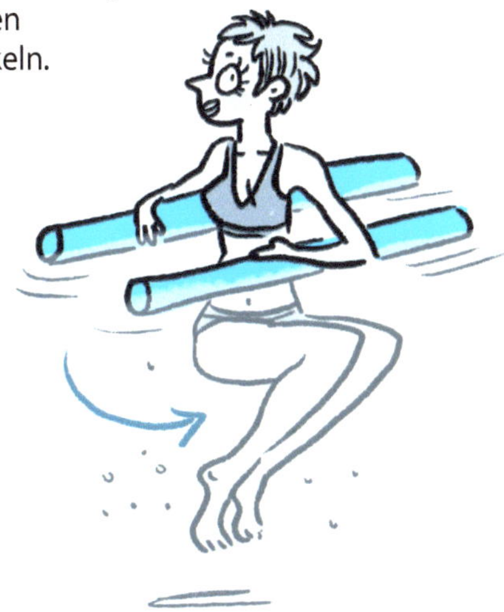

5 Kraft- und Ausdauerübungen für Bauch, Beine und Po

Anfersen mit Knöchelgewichten

Ausgangsposition: Stehend im hüfttiefen Wasser, mit Knöchelgewichten an den Füßen.

Bewegungsablauf: Laufen Sie durchs Becken, wobei Sie die Fersen an den Po heben und die Arme ausgleichend schwenken. Atmen Sie im eigenen Rhythmus und steigern Sie mit jedem Durchlauf das Tempo.

Wie oft? 3 Durchläufe à 1 Minute (jedes Mal das Tempo steigern: langsam, flott, schnell), ohne Pause.

Wozu? Die Übung stärkt die rückseitige Oberschenkelmuskulatur.

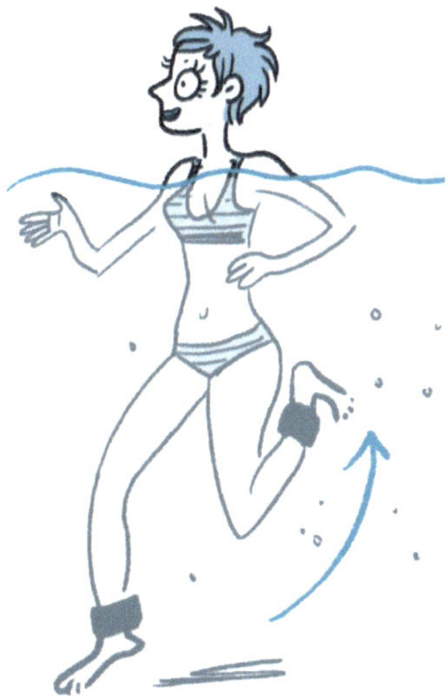

Kniehebelauf mit Knöchelgewichten

Ausgangsposition: Stehend im hüfttiefen Wasser, mit Knöchelgewichten an den Füßen.

Bewegungsablauf: Laufen Sie durchs Becken und heben dabei abwechselnd die Knie. Die Arme machen Ausgleichsbewegungen. Atmen Sie in Ihrem Rhythmus, steigern Sie mit jedem Durchlauf das Tempo.

Wie oft? 3 Durchläufe à 1 Minute, ohne Pause. Steigern Sie das Tempo von langsam über flott zu schnell.

Wozu? Die Übung stärkt die Muskeln des Oberschenkels.

Beinschwünge

Ausgangsposition: Leicht nach vorn gebeugt im schultertiefen Wasser stehend, die Hände am Beckenrand (oder Sie halten sich an einem Schwimmbrett fest). Das Standbein ist leicht gebeugt.

Bewegungsablauf: Ziehen Sie das Knie des Schwungbeins an die Brust, dann schwingen Sie es nach hinten. Wechseln Sie so die Vorwärts- und Rückwärtsbewegung ab, ohne das Gleichgewicht zu verlieren. Achten Sie darauf, den Oberkörper leicht nach vorn zu beugen, um kein Hohlkreuz zu machen. Atmen Sie mit der Anspannung aus, also während Sie das Bein nach hinten schwingen.

Wie oft? 2 bis 3 Durchläufe à 1 Minute für jedes Bein, 5 Sekunden Pause.

Variante: Mit Knöchelgewichten.

Wozu? Die Übung trainiert Gesäß- und Oberschenkelmuskel.

Fersensprung

Ausgangsposition: Stehend im hüfttiefen Wasser. Beine zusammen.

Bewegungsablauf: Hocken Sie im Sprung beide Beine an und fassen sich an die Fersen. Vergessen Sie nicht, bei jedem Sprung auszuatmen.

Achtung: Bei Blasenschwäche oder Knieproblemen ist die Übung nicht geeignet!

Wie oft? 2 Durchläufe à 20 Sprünge.

Wozu? Perfekt zur Stärkung von rückseitigen Oberschenkelmuskeln und Bauchmuskeln.

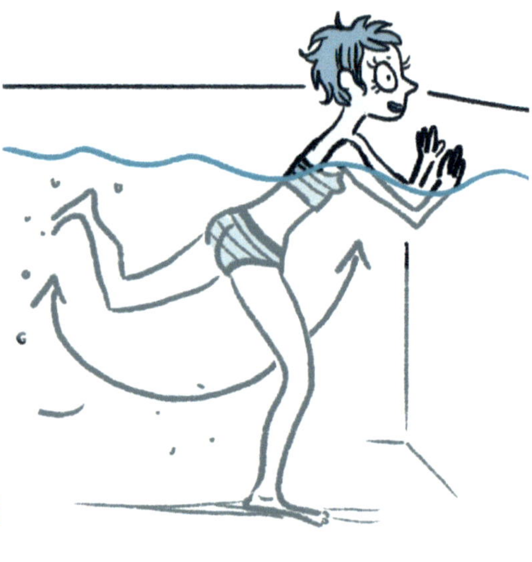

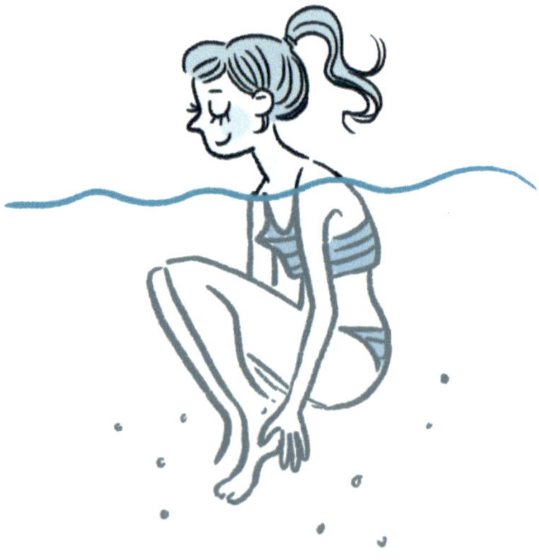

Sprünge aufs Brett

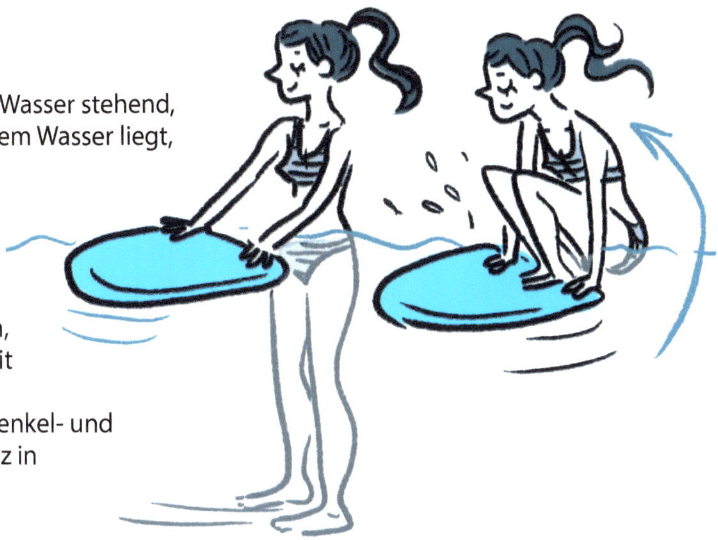

Ausgangsposition: Im hüfttiefen Wasser stehend, ein Schwimmbrett, das flach auf dem Wasser liegt, mit beiden Händen haltend.
Bewegungsablauf: Springen Sie mit beiden Füßen auf das Brett – hoch, runter im schnellen Rhythmus.
Wie oft? 3 Durchläufe à 2 Minuten, jedes Mal das Tempo steigernd, mit 15 Sekunden Pause.
Wozu? Zur Stärkung von Oberschenkel- und Bauchmuskulatur und um das Herz in Schwung zu bringen.

Und jetzt eine Aqua-Jogging-Session!
Aqua-Jogging bringt das Herz auf Trab und trainiert die Beinmuskeln, und dazu ist es auch noch die beste Waffe gegen Cellulite! Sie können sich ganz einfach selbst eine Übungseinheit von 30 bis 45 Minuten zusammenstellen: jeweils 4 Bahnen schnelles Gehen, Laufen, Kniehebelauf, Anfersen, dann Nachstellschritte zur Seite und Ausfallschritte nach vorn, jeweils auf einer Länge von ca. 15 Metern. Um den Oberkörper einzubringen, können Sie Skilanglaufbewegungen machen, also die Arme schwingen. Der Schwierigkeitsgrad erhöht sich mit gesteigertem Tempo und/oder Knöchelgewichten.

Ausdauersport auf dem Trockenen

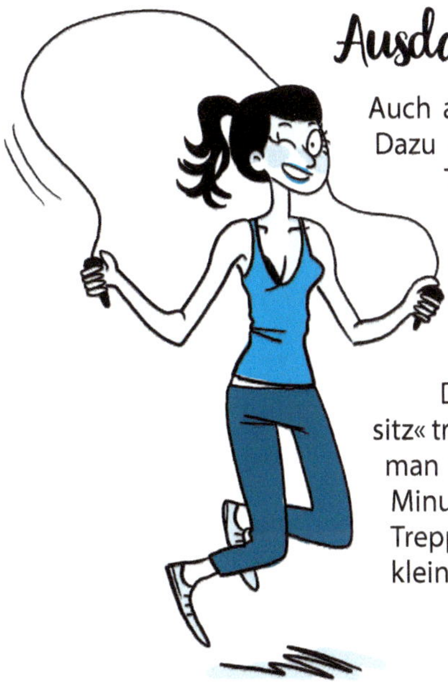

Auch außerhalb des Schwimmbeckens sollte man sich fit halten! Dazu eignet sich Laufen, Fahrradfahren oder auch CrossFit, eine Trainingsmethode aus den USA, die Gewichtheben und Turnen in schnellem Rhythmus verbindet, um Ausdauer und Kraft gleichermaßen zu fördern!

Hometraining

Die Muskeln des Unterkörpers lassen sich gut mit dem »Wandsitz« trainieren. Dazu lehnt man sich an die Wand und tut so, als säße man auf einem Stuhl. Die Position wird dann eine oder mehrere Minuten gehalten – ideal beim Zähneputzen. Auch Beinheben, Treppensteigen, Kniebeugen, Ausfallschritte u. Ä. eignen sich als kleine Fitnesseinheiten zu Hause.

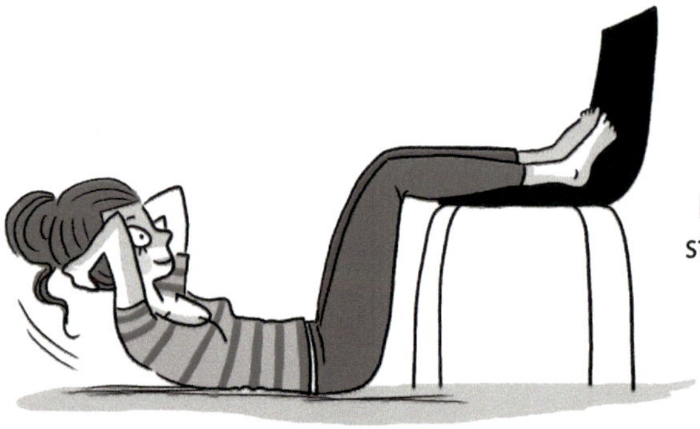

Für einen flachen Bauch eignen sich Crunches (Blick nach schräg oben). Und um den Oberkörper zu formen, machen Sie am besten Liegestütze, so stärken Sie Brust- und Armmuskulatur: kurze Liegestütze (auf den Knien), Liegestütze auf den Unterarmen und, wenn Sie es schaffen, echte Liegestütze oder gar »Burpees«, eine Kombination aus Kniebeuge, Liegestütz und Hocksprung, die bringen Muskeln und Herz richtig in Fahrt.

Kalorienverbrauch in Zahlen

Wassergymnastik und Schwimmen sind nicht unbedingt die Sportarten, mit denen man am meisten Kalorien verbrennt, sie haben aber einen Drainage-Effekt, den man bei keiner anderen Betätigung findet.

Tätigkeit	Kalorienverbrauch pro Stunde / bei einer Frau
Wassergymnastik	244
Schwimmen 25 m/Min	351
Gehen 5 km/h	206
Laufen 10 km/h	676
Laufen 12,5 km/h	832
Laufen 15 km/h	988
Aerobic	756
Skilanglauf 5 km/h	468
Fahrradfahren 25 km/h	359
Schlafen	61
Sitzen	77

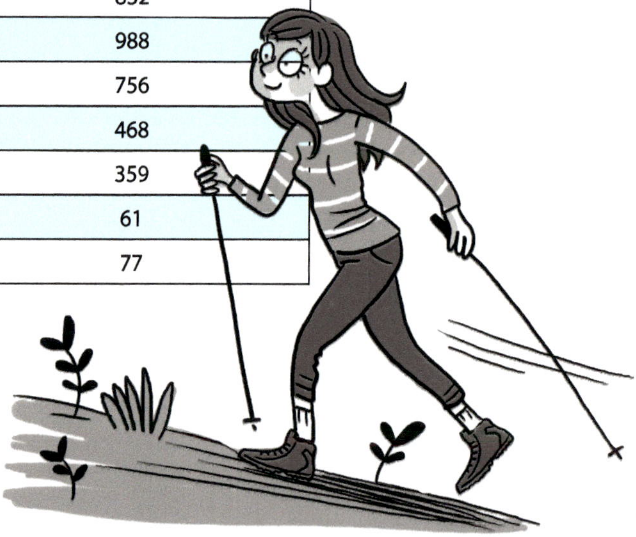

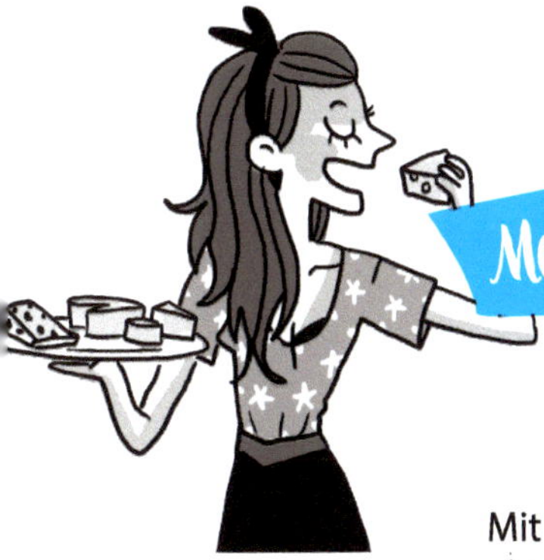

Mein Ernährungsziel für die 5. und 6. Woche:

Der Anti-Cellulite-Plan

Mit Sport allein wird man Cellulite nicht los. Die richtige Ernährung und eine gesunde Lebensweise gehören natürlich genauso dazu.

15 Ideen zum Schlankwerden für den Alltag

Mit diesen wertvollen Tricks werden Sie die kleinen Dellen endgültig los!

1. Ich esse wenig Zucker und gesättigte Fette

Lebensmittel mit viel Zucker und/oder Fett (Wurstwaren, Käse, Gebäck …) begünstigen die Einlagerung von Fett und vergrößern so das Volumen der Fettzellen. Dies führt zu einer Verengung von Blutkreislauf und Lymphsystem und einer unzureichenden Wasserabfuhr. So sammeln sich Abfallstoffe an, und es bilden sich Fettpolster – der Ursprung von Orangenhaut. Setzen Sie also lieber auf natürliche Produkte: Obst, Gemüse und Vollkornbrot statt Kekse. Möglichst keine Streichcremes, kein Eis, keine Chips und nichts Süßes.

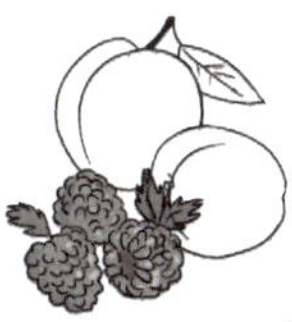

2. Ich spare an Salz

Eine zu salzhaltige oder kaliumarme Ernährung bewirkt, dass Wasser eingelagert wird – dies ist eine der Ursachen für Cellulite. Um den Salzverbrauch einzuschränken, sollten Sie beim Kochen Brühe, Soßen und gesalzene Butter durch Kräuter und Gewürze ersetzen. Probieren Sie immer, bevor Sie einfach salzen, und stellen Sie keinen Salzstreuer auf den Tisch. Lassen Sie die Finger von stark salzhaltigen Produkten (Aufschnitt, Käse, Fertiggerichte, Konserven, geräucherter Fisch, Salzgebäck …). Am besten verwenden Sie natriumarmes Salz. Bei kaliumreichem Obst und Gemüse können Sie gerne zugreifen: Chicorée, weiße Rüben, Kresse, Artischocken, Kiwi, Schwarze Johannisbeere, Aprikose …

3. Ich hole mir reichlich Ballaststoffe

Ballaststoffe sättigen, fördern die Verdauung und sorgen für einen flachen Bauch! Nehmen Sie also ausreichend davon zu sich. Entweder roh (dann haben sie mehr Vitamine) oder gegart (dann sind sie bekömmlicher für den Magen).
Besonders viele Ballaststoffe stecken in Weizenkleie, in Vollkornhaferflocken, in Hülsenfrüchten (Bohnen, Trockenerbsen, Kichererbsen, Linsen …), in Artischocken, Johannisbeeren, Backpflaumen, Nüssen und anderem Obst und Gemüse.

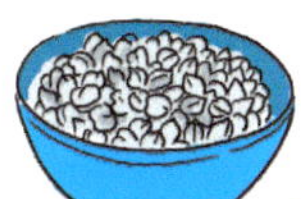

4. Ich trinke viel Wasser!

Eine unzureichende Wasserzufuhr begünstigt Wassereinlagerungen. Um die Flüssigkeitszirkulation im Körper anzuregen, sollten Sie täglich mindestens 1,5 Liter (möglichst) stilles Wasser trinken, auch in Form von Tees oder Gemüsebrühe (mit wenig Salz).

5. Ich snacke möglichst nicht

Legen Sie Essenspausen von 4 bis 5 Stunden zwischen Ihren drei Hauptmahlzeiten ein. Wenn Sie ständig in kurzen Abständen naschen, erhöhen sich die Blutzucker- und Insulinwerte, um dann wieder rapide zu sinken – weshalb Ihr Körper gleich wieder nach neuer Energie ruft. Sie trainieren also durch die Essenspausen Ihren Organismus, den Blutzuckerspiegel besser im Gleichgewicht zu halten und keinen Heißhunger auf Süßes zu entwickeln. Es braucht etwas Umstellungszeit, doch Sie gewöhnen sich daran. Wenn Sie generell eher kleine Portionen essen oder das Hungergefühl gar nicht weggeht, nehmen Sie am Vor- oder Nachmittag einen gesunden Snack zu sich: 1 Portion Obst oder 1 Naturjoghurt und etwas Nüsse zum Beispiel.

6. Obst? Esse ich in Maßen gerne!

(Bio-)Obst ist reich an Wasser, Vitaminen und Ballaststoffen. Die frischen Früchte (besonders Kiwis, Wassermelonen und Birnen) helfen, Gifte abzubauen und Wassereinlagerungen zu vermeiden. Außerdem machen sie noch satt. Mehr als 2 bis 3 Portionen sollten es jedoch nicht sein, da Obst Fruktose enthält, das in der Leber zu Glukose zerlegt und gegebenenfalls als Fett abgelagert wird. Obst sollte also in der Ernährung keine übertrieben große Rolle spielen. Um die Verdauung nicht zu beeinträchtigen, isst man es am besten im Anschluss an die Mahlzeiten.

7. Ich nehme natürliche Vitamine zu mir

Unsere dünnen Venenwände mögen keine freien Radikale. Diese toxischen Moleküle stammen aus den Abfallprodukten des Stoffwechsels. Bestimmte Vitamine, etwa Vitamin C (in Orangen, Grapefruits und in Kiwis) und Vitamin E (in pflanzlichen Ölen), aber auch Flavonoide (Farbstoffe etwa in Rotwein oder Schwarzen Johannisbeeren) fungieren als Antioxidanzien und bekämpfen freie Radikale. Sie verbessern die Zirkulation und tragen so dazu bei, Cellulite zu verringern.

8. Ich setze diuretische Lebensmittel auf den Speiseplan

Zum Entschlacken des Organismus eignen sich diuretische und reinigende Lebensmittel wie Kohl, Lauch, Zwiebeln, Sellerie, Äpfel, Bananen, Brokkoli, Spargel, Artischocken oder Spinat. Sie sind reich an Ballast- und/oder Mineralstoffen (Kalium) und unterstützen die Entgiftung. Sie arbeiten quasi wie natürliche Müllentsorger! Manches Obst oder Gemüse (etwa die Papaya) soll sogar Cellulite abbauen helfen.
Ersetzen Sie außerdem Kuhmilchprodukte durch Erzeugnisse aus Ziegen- oder Schafsmilch.

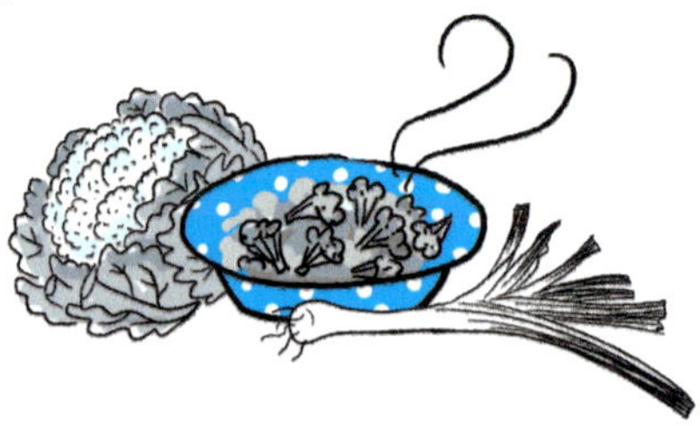

9. Ich ziehe »langsame« Kohlenhydrate vor

»Langsame« Kohlenhydrate haben einen niedrigen glykämischen Index und sind beispielsweise in Quinoa, Buchweizen, Süßkartoffeln, Vollkornbrot, Vollkornpasta (al dente) und Vollkornreis enthalten. Sie regulieren den Blutzucker, und die von ihnen gelieferte Energie wird nicht bevorzugt in Form von Fett eingelagert. Im Gegensatz zu »schnellen« Kohlenhydraten (Saccharose, Süßes, gezuckerte Lebensmittel), die vom Organismus sofort in Fett umgewandelt werden und Fettdepots bilden.

10. Ich rege mit dem richtigen Essen den Blutkreislauf an

Cellulite hat oft auch mit einem schwachen Blutkreislauf zu tun. Bestimmte Lebensmittel und Getränke wie Alkohol oder Kaffee (im Übermaß) beeinträchtigen den Blutfluss. Omega-3-Fettsäuren aber, die in pflanzlichen Ölen (Rapsöl, Olivenöl) oder Fettfischen (Lachs, Sardinen, Hering …) enthalten sind, verbessern den Blutkreislauf, indem sie die Arterien weiten, das Blut verflüssigen und Fettdepots reduzieren.

11. Ich trinke grünen Tee

Grüner Tee enthält viel Koffein und Antioxidanzien, er wirkt gegen Wassereinlagerungen und Cellulite. Am besten trinken Sie ihn morgens auf nüchternen Magen, dann ist er am effektivsten.

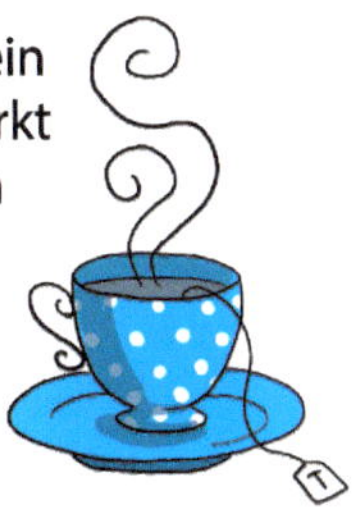

12. Ich besorge mir eine Massagerolle

Zuerst auf dem Bauch, dann auf der Seite und dem Rücken liegend, immer mit dem Oberschenkel auf der Rolle, bewegen Sie den Körper hin und her, um so den Oberschenkel etwa 10 Minuten von der Rolle massieren zu lassen. Wechseln Sie regelmäßig die Seite. Die Rolle hat eine tolle Massage-Wirkung. Auch für die Bauchmuskeln geeignet.

13. Ich trage keine engen Sachen

Zu enge Kleidungsstücke drücken die Blutgefäße zusammen. Cellulite entsteht aber vor allem bei schlechter Durchblutung. Tragen Sie lieber weite Kleidung und keine Skinny Jeans!

14. Ich benutze die Treppe

Bloß nicht den Aufzug nehmen! Wer seine Cellulite loswerden will, dem sollte kein Schritt zu viel sein! Die Weltgesundheitsorganisation (WHO) empfiehlt, täglich rund 10 000 Schritte zu machen. Davon sind wir Auto-, Aufzug- und Rolltreppenfahrer meistens weit entfernt!

15. Wechselduschen wirkt!

Ganz einfach, und doch so wirkungsvoll! Duschen Sie abwechselnd kalt und warm oder duschen Sie sich einfach zum Schluss noch einmal kalt ab, das regt die Durchblutung an und festigt das Gewebe. Arbeiten Sie sich in konzentrischen Kreisen von den Knöcheln bis zu den Oberschenkeln hoch, dann kommen Bauch und Po an die Reihe.

Diese Lebensmittel wirken gegen Fettpolster

Bestimmte Mineralien und Vitamine begünstigen den Fettabbau. Hier ein paar Tipps von Sport- und Ernährungscoach Valérie Orsoni:

Vitamin C

Vitamin C fördert die Produktion von Noradrenalin, das am Fettabbau in den Zellen beteiligt ist, und von Carnitin, das den Transport von Fetten in die Zellen regelt, wo sie verbrannt statt gespeichert werden.

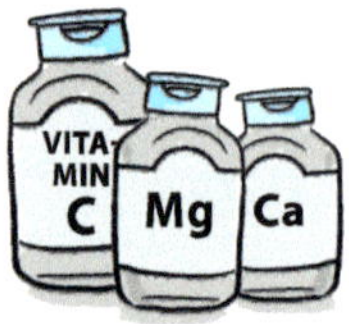

Magnesium

Magnesium regt die Lipolyse, also den Fettabbau, an, es entspannt und macht stressresistent.

Kalzium

Kalzium regt den Stoffwechsel an und fördert so den Fettabbau.

Lebensmittel, die mindestens zwei dieser Mineralien in beachtlichen Mengen enthalten, sind: Auberginen, Brokkoli, Schwarze Johannisbeeren, Zitrone, Rote Johannisbeeren, Paprika, Petersilie, Tomaten …

Keine Kohlenhydrate am Abend? Ist das richtig?

Sollte man abends keine Nudeln, keinen Reis und kein Brot mehr essen? Die Vorstellung, man müsse Kohlenhydrate ganz oder vor allem abends vermeiden, wenn man abnehmen möchte, ist sehr verbreitet. Aber gerade für Sportliche ist das keine gute Idee. Denn die Muskeln brauchen Nahrung! Sie benötigen Proteine und Kohlenhydrate. Aber nicht irgendwelche, sondern komplexe Kohlenhydrate (Vollkornreis, Vollkornpasta, Quinoa, Linsen, dicke Bohnen). Vermeiden – und das nicht nur am Abend! – sollte man raffinierte Kohlenhydrate wie in Weißmehlpasta, weißem Reis und Weißbrot. Sie enthalten nahezu keine Ballaststoffe, Vitamine oder Mineralien und steigern den Insulinausstoß. Insulin verwandelt den Zucker aus diesen Kohlenhydraten in Fette, die sich im Fettgewebe ansammeln und für unschöne Schwimmreifen sorgen.

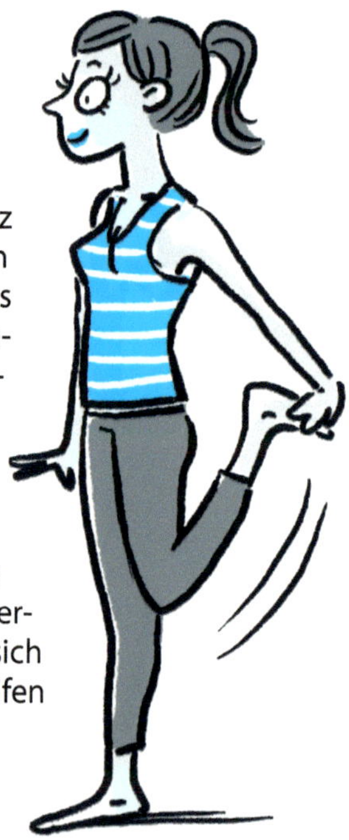

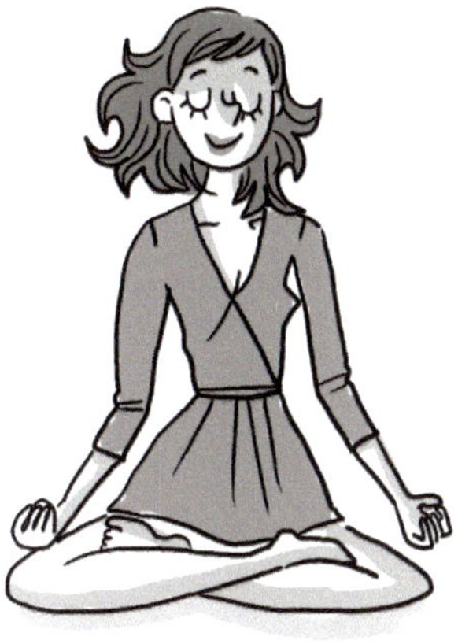

KAPITEL 6

Und nach der Aquafitness? Entspannen!

Nach einer Aquafitness-Session sind Dehn- und Entspannungsübungen wohltuend. Sie können sich dazu im Wasser oder am Beckenrand aufhalten, doch im Wasser werden Ihnen die Lockerungsübungen leichter fallen als auf hartem Untergrund. So können Sie sich ideal dehnen, ohne Verspannungen zu riskieren.

7 Lockerungsübungen im Wasser / außerhalb des Beckens

Tiefer Ausfallschritt nach vorn

Sie stehen bis zur Hüfte im Wasser und machen einen tiefen Ausfallschritt nach vorn. das hintere Knie ist am Boden, auf das vordere stützen Sie sich ab. Verlagern Sie das Körpergewicht nach vorn, sodass sich die Hüfte absenkt. Sie spüren dabei, wie sich der große Lendenmuskel und die Oberschenkelmuskeln dehnen.

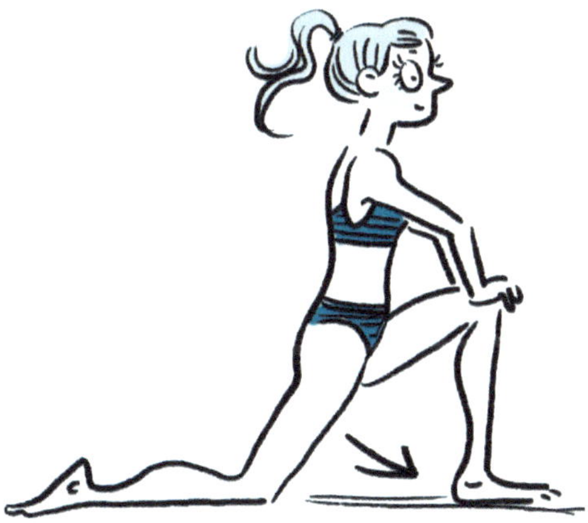

Wechseln Sie nach 20 Sekunden das Bein und machen Sie 2 Durchläufe (1 Durchlauf beinhaltet beide Beine).

Ferse an den Po

Im brusttiefen Wasser auf einem Bein stehend stützen Sie sich mit einer Hand am Beckenrand ab und umfassen mit der anderen den Fußknöchel, um die Ferse an den Po zu bringen. Halten Sie die Position jeweils 15 Sekunden auf jedem Bein.

Knie an die Brust

Auf einem Bein im brusttiefen Wasser stehend, das andere Bein bei 90 Grad angewinkelt, ziehen Sie das Knie (mit der Hand derselben Seite) an die Brust, wobei der Oberkörper möglichst gerade bleiben sollte. Halten Sie die Position 15 Sekunden, dann das Bein wechseln.

Abgespreiztes Bein

Halten Sie sich im Wasser stehend am Beckenrand oder an einem Schwimmbrett fest. Dann spreizen Sie ein Bein seitlich ab und versuchen, den Knöchel zu berühren. Achten Sie darauf, dass der Rücken gerade bleibt und das Standbein gestreckt. 20 Sekunden halten, dann das Bein wechseln.

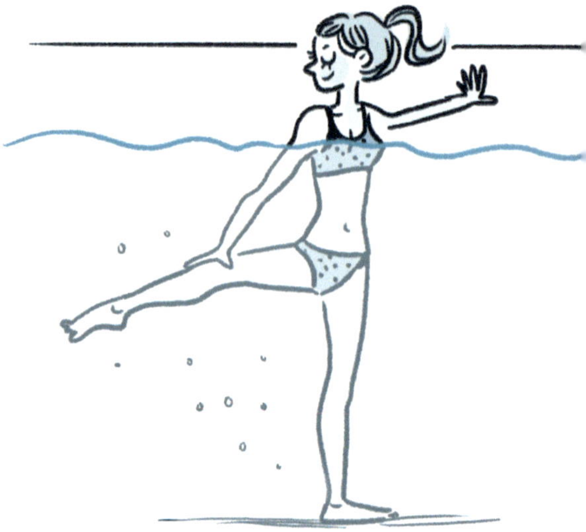

Oberkörperdrehung

Drehen Sie den Oberkörper abwechselnd nach rechts und links. Das Becken bleibt dabei gerade. Bei der Rechtsdrehung geht der rechte ausgestreckte Arm mit, bei der Linksdrehung der linke. Der andere Arm ist angewinkelt, die Hand liegt auf der gegenüberliegenden Schulter. Die Position 20 Sekunden halten, dann die Seite wechseln.

Armdehnen hinterm Kopf

Legen Sie einen Arm hinter den Kopf, wobei die Hand die Verlängerung der Wirbelsäule bildet. Mit der anderen Hand fassen Sie den Ellbogen und ziehen ihn leicht nach unten. Halten Sie die Spannung und neigen Sie den Oberkörper etwas zur Seite, und zwar in die vom Ellbogen entgegengesetzte Richtung.

Strecken im Liegen

Legen Sie sich mit dem Rücken aufs Wasser, mit einem Schwimmbrett unterm Lendenbereich. Strecken Sie 20 Sekunden lang Arme und Beine aus. 5- bis 10-mal wiederholen.

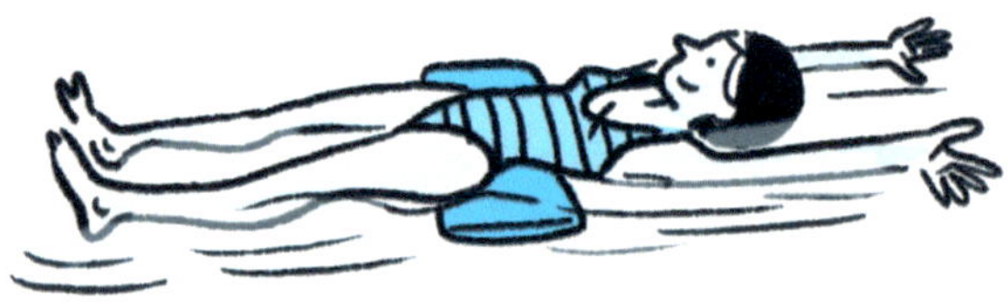

Watsu, die unglaubliche Wasserentspannung!

Dieser Begriff setzt sich aus *water* und *shiatsu* zusammen und bezeichnet eine spezielle Form der Körperarbeit im Wasser. Das in den 1980er-Jahren entstandene Wasser-Shiatsu besteht aus Entspannungsübungen in 34 bis 35 Grad warmem Wasser. Dabei trägt man Schwimmkörper an den Beinen und unter dem Lendenbereich und wird von einem ausgebildeten Therapeuten durchs Wasser bewegt. Im Rhythmus der angeglichenen Atemzüge wechselt dieser Dehn- und Wiegebewegungen ab und stimuliert die Meridiane durch Akupressur. Die Bewegungen fallen unendlich leicht. Entspannen, locker werden, loslassen – dazu kommt es wie von selbst. Eine Watsu-Sitzung ist eine einzigartige Erfahrung, die uns in einen meditativen Zustand abtauchen lässt. Wird bisher leider nur in wenigen Städten angeboten.

Wie wär's mit Schwitzen?

Feuchte Hitze im Hamam

Das aus dem Maghreb und dem mittleren Osten stammende Dampfbad besteht traditionellerweise aus drei Kammern, deren Temperaturen sich bis auf 50 °C (bei 100 Prozent Luftfeuchtigkeit) steigern. Viele Schwimmbäder, Fitnessstudios und Wellnesseinrichtungen bieten inzwischen einen einzelnen Hamam-Raum an. Ein Besuch dort lohnt sich, denn der heiße Dampf öffnet die Poren, beseitigt Gifte, Schmutz und Bakterien, weitet die Nebenhöhlen, erleichtert die Atmung und baut Stress ab. Um den Kreislauf anzuregen, wechseln Sie Hamam und Kaltduschen ab.

Trockene Hitze in der Sauna

In einer finnischen Sauna verbringt man etwa 10 Minuten in einer bis zu 80 °C aufgeheizten Holzkammer, anschließend duscht man sich kalt ab oder steigt in ein Kaltwasserbecken. Durch die Hitze schwitzen Sie und verlieren bei mehreren Saunagängen bis zu 1 Liter Wasser, also unbedingt genug trinken! Der Körper wird Gifte los und stößt Endorphine aus, die tiefe Entspannung und einen guten Schlaf fördern. Das kalte Wasser schließt die Poren und erfrischt den Körper. Ein Saunabesuch weitet die Blutgefäße und trägt so zu einer verbesserten Funktion des Herz-Kreislauf-Systems bei. Muskelschmerzen und Verspannungen werden gelindert, die Abwehrkräfte gestärkt, und obendrein bekommt man noch schöne Haut. Vorsicht allerdings, wenn Sie zu Krampfadern neigen!

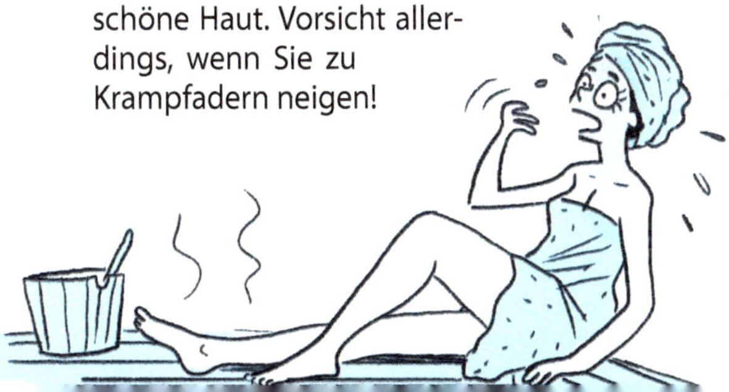

Trockenmassage für die Durchblutung

Damit bringen Sie den Kreislauf in Schwung und unterstützen die Entgiftung über die Haut. Sie können sie wahlweise mit einem Massage-Handschuh oder einer Bürste vor dem Duschen durchführen. Beginnen Sie am äußeren rechten Fuß und bürsten Sie die Haut mit langen Strichen und leichtem Druck nach oben in Richtung Rumpf, fahren Sie anschließend am inneren rechten Fuß fort. Machen Sie kreisende Bewegungen am Po. Wechseln Sie dann zum linken Bein. Dann kommen die Arme dran: Beginnen Sie am rechten Handrücken und streichen Sie die Arme außen bis zur Schulter hoch. Dann innen in gleicher Richtung. Jetzt folgt der linke Arm. Zum Schluss streichen Sie kreisförmig über den Bauch und die Brust.

Ab ins Bett!

Wenigschläfer (weniger als 6 Stunden pro Nacht bei einem Erwachsenen) sind anfälliger für schlechte Ernährungsgewohnheiten: Sie essen überwiegend Fettes und Süßes, um die Müdigkeit zu bekämpfen. Die zu kurzen Nächte senken den Leptinspiegel – das über Nacht ausgeschüttete Hormon sorgt für ein Sättigungsgefühl.
Stattdessen steigt der Wert für das appetitanregende Hormon Ghrelin. Die Müdigkeit regt nicht dazu an, sich zu bewegen. Alles spricht also dafür, ausreichend zu schlafen, etwa 8 Stunden pro Nacht. Abends sollten Sie nicht mehr schwer essen, keine aufputschenden Getränke (Kaffee, Tee, Cola, Energydrinks, Alkohol) zu sich nehmen, nach 20 Uhr keinen Sport mehr treiben oder vor dem Bildschirm (Fernseher, Tablet oder Handy) sitzen. Als Abendritual trinken Sie lieber einen entspannenden Kräutertee!

Entspannen mit Yoga

Yoga macht gelenkig, verleiht Körperspannung und sorgt für körperliches und seelisches Wohlbefinden. Hier drei Positionen, mit denen Sie diese Vorteile nutzen, ohne sich zu sehr verdrehen zu müssen!

1. Der Schmetterling zum Lockern

Setzen Sie sich im Schneidersitz auf ein großes Handtuch oder eine Matte (so ist es bequemer). Der Rücken ist gerade, die Fußsohlen liegen aneinander. Umfassen Sie die Zehen, wobei die kleinen Zehen den Boden berühren. Ziehen Sie die Hacken so weit an sich heran wie möglich und pressen Sie die Füße fest aneinander. Jetzt nähern Sie Oberschenkel und Knie dem Boden. Bei maximaler Dehnung, wenn die Knie so dicht wie möglich am Boden sind, halten Sie die Position 2 bis 4 Atemzüge lang, oder auch länger. Achten Sie darauf, dass der Rücken gerade bleibt.

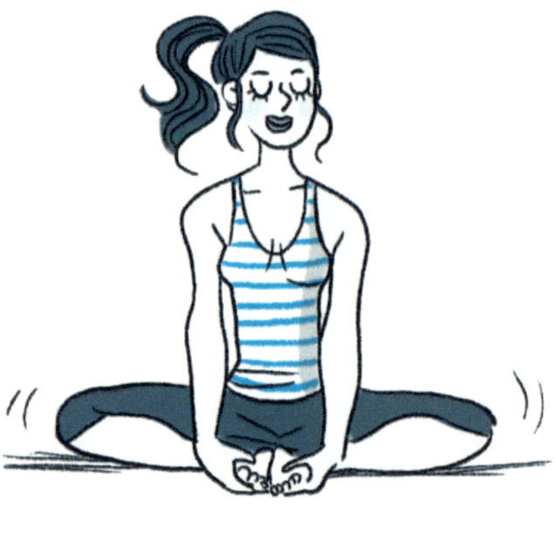

2. Stellung des Kindes zum Dehnen und Lockern

Kniend, die Fersen am Gesäß, neigen Sie den Oberkörper und legen die Stirn auf den Boden ab. Legen Sie die Arme neben den Körper und lassen Sie die Schultern zum Boden sinken. So entspannen Sie den gesamten Rücken.

Variante: Strecken Sie die Arme nach vorn, mit den Händen am Boden, etwa schulterbreit auseinander. Versuchen Sie, die Arme so weit wie möglich nach vorn zu schieben. Einfacher und bequemer gelingt das, wenn Sie die Oberschenkel auseinandernehmen und die Knie öffnen. Die Übung zentriert die Körperenergien, sie streckt den Rücken und wirkt tiefenentspannend.

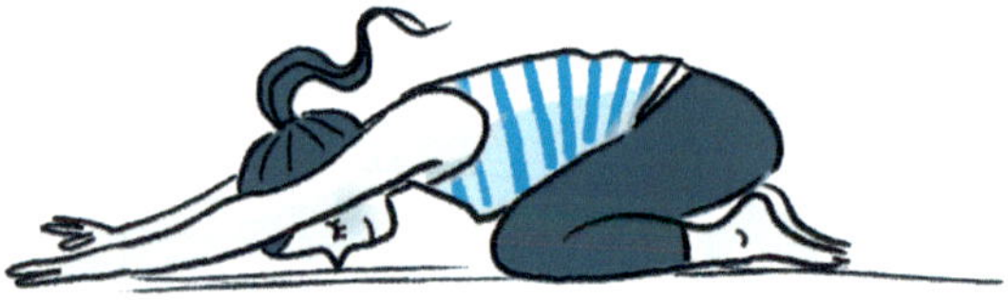

3. Die Umkehrstellung zum Entspannen

Auf dem Rücken liegend, die Beine an die Wand gelehnt, die Fußspitzen zeigen zum Körper, die Fersen berühren die Wand. Idealerweise legen Sie ein Kissen unter. Halten Sie die Position 5 bis 10 Minuten oder auch länger. Die Übung regt den Venenrückfluss an, entspannt ungemein und schenkt neue Energie.

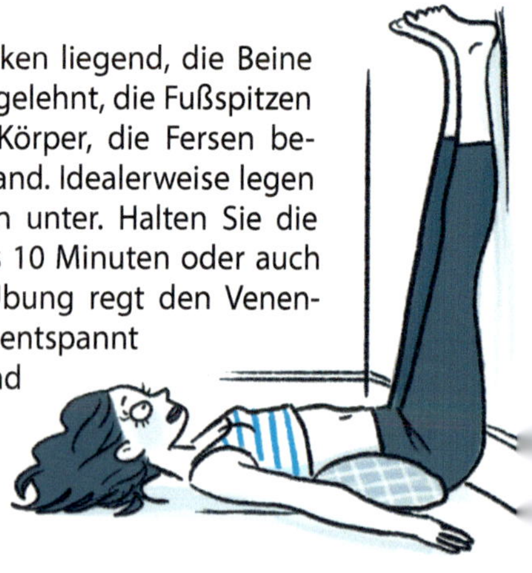

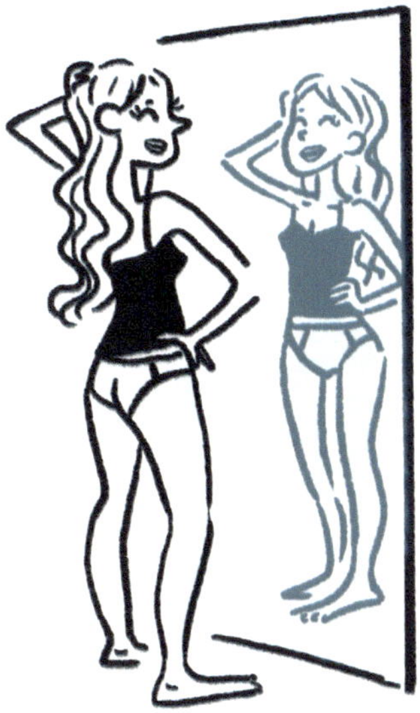

KAPITEL 7

In Form bleiben und das Gewicht halten

An diesem Punkt sind Sie wahrscheinlich einige Kilo leichter, Sie sind schlanker und fitter. Jetzt geht es ums Weitermachen und Dranbleiben, damit Ihnen Fitness und Wohlbefinden erhalten bleiben. Dies geschieht natürlich über die Ernährung, aber auch über Bewegung, ausreichend Schlaf und weniger Stress. Fahren Sie also fort mit den Übungen der Wochen 1 bis 6, und das 2- bis 3-mal pro Woche. Dazu belegen Sie am besten noch einen Aquasport-Kurs (siehe Seite 53) wie Aqua-Zumba oder Aqua-Cycling oder Aqua-Running, je nachdem, was Sie am meisten anspricht. Vielleicht finden Sie eine Freundin, die mitmacht, das steigert die Motivation.

Test: Welcher Aquasport passt zu Ihnen?

1. Was wollen Sie mit Sport vor allem erreichen?

● Mich entspannen, Stress und Rückenschmerzen loswerden, mich in meiner Haut wohlfühlen und besser schlafen.

◆ Mich abreagieren, meinen Wettkampfgeist ausleben, mich mit einem Gegner messen.

♣ Mich amüsieren und mich mit Freundinnen zu wilden Rhythmen nach vorgegebener Choreografie austoben.

▲ In Form bleiben und meine Durchblutung verbessern.

■ Meine Figur halten, ohne dass es zu anstrengend wird.

▼ An der frischen Luft sein, den Kopf frei bekommen, mit der Natur (Wasser, Luft, Sonne) in Kontakt sein.

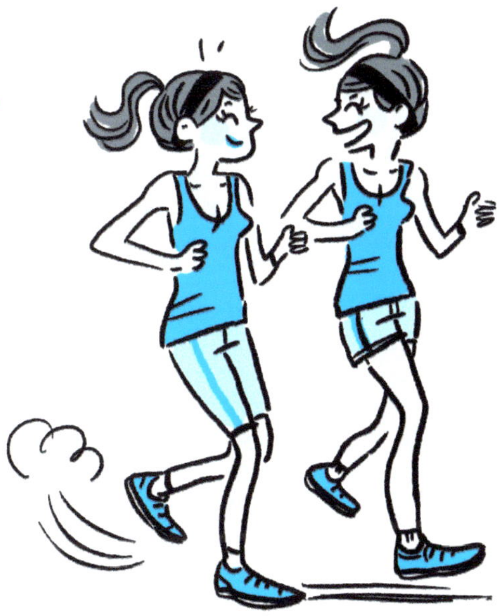

2. Wie würden Sie sich spontan einordnen?

▲ Gesundheit und Wohlbefinden sind mir wichtig.

♣ Ich bin ein Partygirl.

● Ich bin total relaxed.

■ Ich bin nicht besonders sportlich, aber mein Aussehen ist mir wichtig.

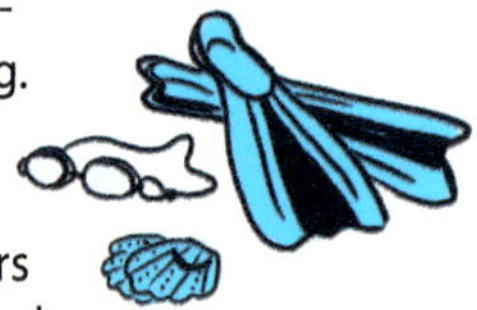

▼ Ich bin ein absoluter Naturmensch.

◆ Ich treibe gerne Sport, am liebsten mit Gegner.

3. Welche Sportauszeit würde Ihnen am besten gefallen?

■ Ein paar Bahnen durchs Schwimmbecken oder besser noch in einem See oder im Meer.

▼ Ab nach draußen! Laufen, Wandern, Hiking, Fahrradfahren, Triathlon, Surfen …

◆ Eine Tour mit dem Mountainbike, bei der man sich richtig verausgabt. Gerne auch als Wettrennen.

▲ Ein flotter Spaziergang, um in Form zu bleiben, oder auch eine entspannte Joggingrunde.

♣ Tanzen! Zumba, Salsa, Modern Jazz …

● Eine Meditationssitzung am Strand oder im Wald.

4. Welche Aussage charakterisiert Sie am meisten?

▼ Ich muss jeden Tag an die frische Luft.

● Ich brauche Ruhe. Momente, in denen Körper und Geist im Einklang sind.

◆ Ich bin eine Wettkampfnatur!

▲ Ich will meine Cellulite loswerden, außerdem habe ich eine Venenschwäche.

♣ Ich mag Bewegung, aber nur in der Gruppe und mit Musik!

■ Ich lege Wert auf mein Aussehen und eine gute Figur, aber ich will mich nicht zu sehr anstrengen.

5. Wie sieht für Sie der ideale Aquasport aus?

▼ Effektive Übungen im Meer, an der frischen Luft.

● Entspannen, lockern, loslassen, mehr brauche ich nicht.

◆ Ich will mich richtig abkämpfen, gegen den Widerstand des Wassers.

▲ Spinning oder Running im Wasser, da kann ich mich verausgaben.

♣ Schwimmbadparty mit Freunden! Wir haben Spaß und bewegen uns.

■ Sanfte Gymnastik im Wasser, so erhalte ich mir meine Gesundheit, meine Figur und auch etwas Kondition.

6. Welcher Sportler/welche Sportlerin könnte für Sie Vorbild sein?

▼ Die Schweizer Snowboarderin Anne-Flore Marxer oder der spanische Skibergsteiger und Bergläufer Kilian Jornet – das ist echtes Outdoor-Abenteuer!

● Der amerikanische Yoga-Star Laura Kasperzak.

◆ Die deutsche ehemalige Kick-Boxerin Christine Theiss, die als mehrfache Weltmeisterin Kampfgeist bewies.

▲ Die französische Radsportlerin Pauline Ferrand-Prévot, Weltmeisterin im Straßenrennen, im Cyclocross und auf dem Mountainbike. Sie liebt einen Sport, bei dem die Beine am meisten leisten müssen.

♣ Die britische Tänzerin und Choreografin Nikeata Thompson, wegen ihrer Leidenschaft für das Tanzen.

■ Die amerikanische Star-Fitnesstrainerin Tracy Anderson.

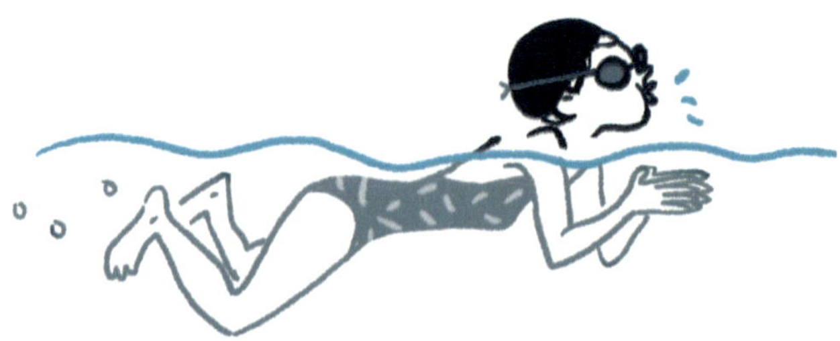

7. Manchmal braucht man einen Schubs, um in die Puschen zu kommen. Was könnte Sie motivieren?

▲ Wie verrückt in die Pedale treten, mit Musik, die richtig pusht.

▼ Draußen Sport treiben, an der frischen Luft, mit Sonnenschein und Meeresbrise …

♣ Wilde Rhythmen und die Aussicht, meine Freundinnen zu treffen.

■ Meine guten Vorsätze: Ich will doch fit und schlank bleiben.

● Ein ruhiger Moment, in dem ich zu mir kommen kann.

◆ Mein Gegner wartet schon. Auf geht's!

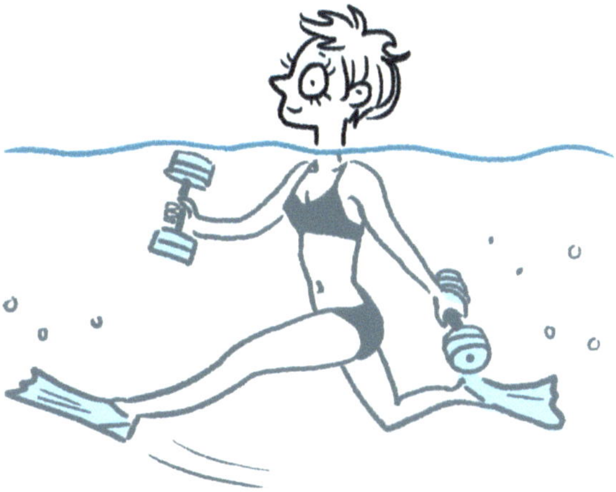

Ergebnis:

Zählen Sie die Symbole zusammen.

▲	●	♣

▼	■	◆

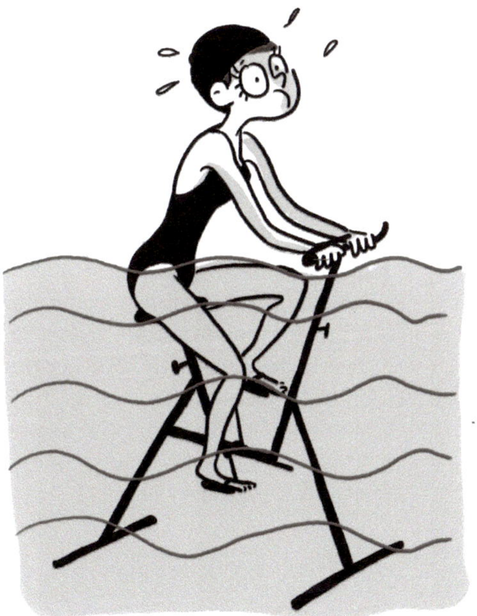

Sie haben vor allem ▲ angekreuzt: Für Sie ist Aqua-Cycling oder Aqua-Running bzw. Aqua-Jogging geeignet …

Sie fahren gerne Fahrrad und haben außerdem eine Venenschwäche (»schwere Beine«), Reiterhosen oder ein bisschen zu viel Cellulite an den Risikostellen? Also, formen Sie sich ein knackiges Hinterteil wie Rihanna!

Sie haben vor allem ▼ angekreuzt: Bei Ihnen ist Aqua-Stand-Up, Wellenwandern, Surfen oder Kitesurfen angesagt …

Sport treiben Sie am liebsten draußen, an der frischen Luft, in der freien Natur, im Kontakt mit den Elementen. Sie testen gerne ihre Grenzen aus, verausgaben sich mit Freude. Aqua-Stand-Up, Wellenwandern (siehe Seite 90), Surfen – all diese Sportarten sind bald kein Geheimnis mehr für Sie!

Sie haben vor allem ♣ angekreuzt: Für Sie ist Aqua-Zumba das Richtige …
Sie sind ein Partymensch und am Sport schätzen Sie vor allem das Spielerische. Sie sind auf jeden Fall bereit, sich zu bewegen, solange es Spaß macht, am besten mit Freunden. Aquafitness, bei der man zu rhythmischer Musik in einer Gruppe tanzt oder hüpft, ist wie für Sie gemacht!

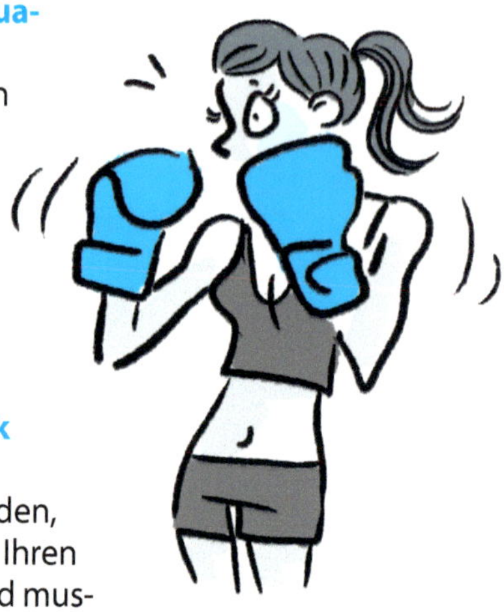

Sie haben vor allem ◆ angekreuzt: Ihnen gefällt sicher Aqua-Combat oder Aqua-Boxing …
Sie verausgaben sich gerne, und außerdem messen Sie sich gerne mit anderen. Sie sind eben eine Wettkampfnatur. Sie schrecken vor Männersportarten nicht zurück, im Gegenteil, Kampfsport (Boxen, Karate, Kickboxen) finden Sie toll. Beim Aqua-Combat oder -Boxing zu energiegeladener Musik verschiedene Kampftechniken im Wasser vereinen, das ist sicher Ihr Ding!

Sie haben vor allem ■ angekreuzt: Sanfte Wassergymnastik und Aqua-Relaxing sind bestimmt etwas für Sie …
Sport ist für Sie vor allem dazu da, kleine Pölsterchen loszuwerden, die sich womöglich nach kulinarischen Ausrutschern um Ihren Bauch gelegt haben. Gegen schlanke Beine, einen festen Po und muskulöse Arme haben Sie auch nichts, aber es darf bitte nicht zu anstrengend werden! Mir sanfter Wassergymnastik können Sie langfristig Ihre Figurziele erreichen, ohne zu leiden, ja Sie können dabei sogar ein Schwätzchen halten.

Sie haben vor allem ● angekreuzt: Für Sie kommt Aqua-Yoga infrage.
In einer hektischen, jobwütigen Welt verschaffen Sie sich gerne kleine Auszeiten, in denen Sie wieder zu sich kommen. Vielleicht machen Sie schon Yoga? Versuchen Sie es doch einmal mit Aqua-Yoga, einer gerade erst aufgekommenen Wassersportart, bei der man zuerst mit Atemübungen und Körperhaltungen im Trockenen das Gleichgewicht trainiert, um sich anschließend im Wasser zu bewegen (eventuell mit Knöchelmanschetten, so fallen die Übungen leichter).

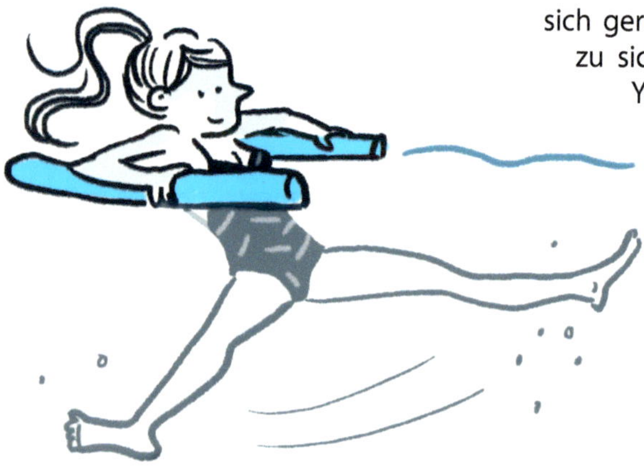

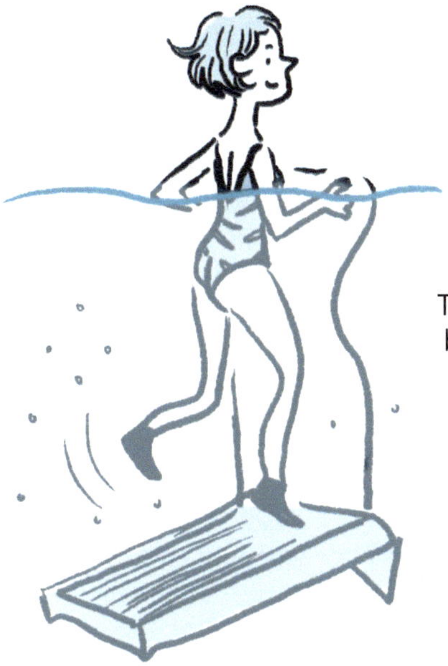

Angesagte Wasserfitness

Aquafitness ist absolut im Kommen. Aquacenter und Fitnessstudios mit Schwimmbecken bieten immer neue Disziplinen an. Die aktuellsten Angebote heißen Aqua-Trampolin, Aqua-Pole-Dancing und Aqua-Zirkeltraining. Wo sie bereits angeboten werden, sind sie ein voller Erfolg. Worum geht es da?

Aqua-Trampolin

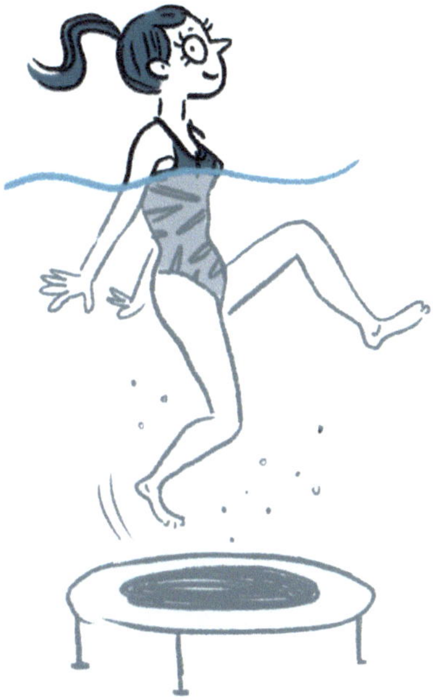

Bei diesem Wassersport macht man Sprünge und Schwünge auf einem am Beckenboden stehenden Trampolin. Die Teilnehmer folgen den Arm- und Beinbewegungen eines Trainers. So macht Sport Spaß. Mit dem Wasserhüpfen schult man Gleichgewicht und Koordination, man stärkt sein Herz-Kreislauf-System und nebenbei noch die Muskeln.

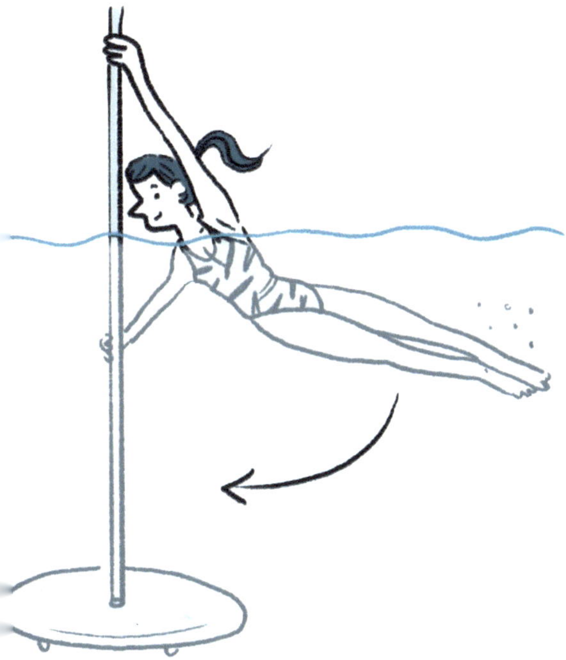

Aqua-Pole-Dancing

Wie der Name schon sagt, geht es bei dieser aus Belgien kommenden Sportart um Pole Dancing im Wasser. Man ahmt die Choreografie eines Trainers nach und schwingt sich dabei um eine im Wasser stehende Stange. Die Art der Bewegung festigt sämtliche Muskeln (Arme, Beine und Rumpf), zugleich gewinnt man ein tolles Körpergefühl.

Aqua-Zirkeltraining

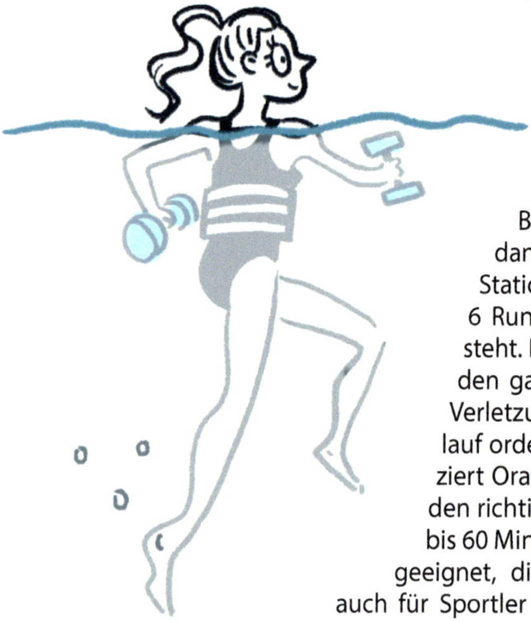

Dieser neue Aquasport-Trend besteht darin, nach einer Aufwärmphase bestimmte Stationen zu absolvieren: auf der Stelle laufen, springen, Skilanglaufbewegungen imitieren … Dazu benötigt man verschiedene Geräte wie Trampolin, Expander und Gewichte.

Bei jeder Station gibt man 30 bis 50 Sekunden alles, um dann nach 15 bis 20 Sekunden Pause an der nächsten Station weiterzumachen. Im Ganzen absolviert man 3 bis 6 Runden, zwischen denen eine Pause von 1:30 Minuten steht. Das Zirkeltraining im Wasser ist spielerisch, es trainiert den ganzen Körper, ohne dass man Verstauchungen oder Verletzungen befürchten muss, und es bringt Herz und Kreislauf ordentlich auf Touren! Es macht eine schöne Figur, reduziert Orangenhaut und verbessert die Ausdauer. Zudem werden richtig viel Kalorien verbrannt: 350 bis 500 Kalorien bei 45 bis 60 Minuten Training. Das intensive Wassertraining ist für alle geeignet, die ihre Kondition verbessern wollen, insbesondere auch für Sportler mit Übergewicht oder Verletzungen (da der Stützapparat im Wasser nur noch 20 Prozent des Körpergewichts tragen muss).

Wellenwandern: Aquatraining an der frischen Luft

Das sogenannte *Longe-Côte* wurde 2005 in Dunkerque erfunden und erfreut sich inzwischen großer Popularität. Beim »Wellenwandern« läuft man an langen, ebenen Stränden durch das Meer. Mit Neoprenanzug und Schuhen vor Kälte geschützt, geht man bis zur Brust ins Wasser und bewegt sich dort unter Zuhilfenahme der Arme oder auch eines Paddels fort. Mit einem Longe-Côte-Lehrer lernt man, die richtige Haltung einzunehmen, die Füße richtig zu setzen und mit großen und kleinen Wellen klarzukommen.

Das Wellenwandern ist ideal für die Figur: Es werden sämtliche Muskeln des Körpers gefordert, der Energieverbrauch beträgt rund 650 kcal pro Stunde, und der Wasserdruck sorgt für eine gewebestraffende Massage. Ein enormer Vorteil ist zudem, dass ein großer Teil des Körpergewichts vom Wasser getragen wird, so werden Rücken und Gelenke geschont. Und dazu atmet man noch Meeresluft!

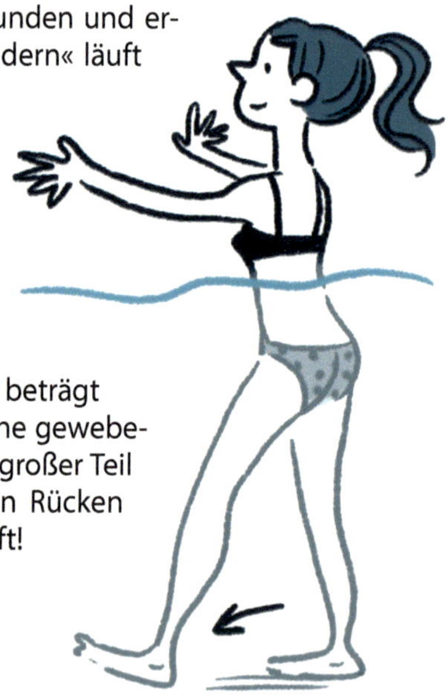

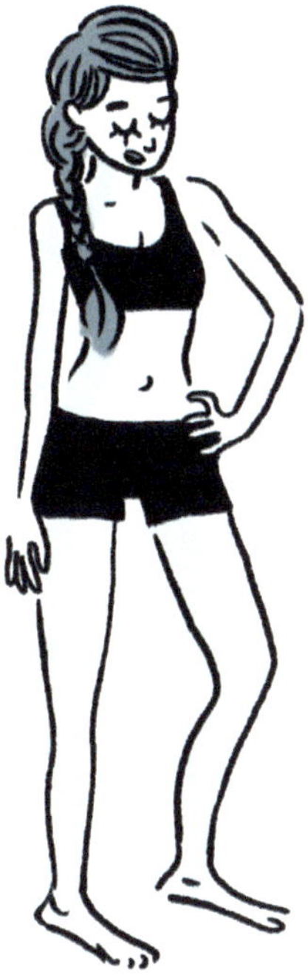

Stehpaddeln im Hallenbad?

Beim Stand-Up-Paddling paddelt man auf einem größeren Surfbrett stehend durch das Wasser. Der Wassersport wird auf Seen oder am Meer betrieben, hat aber inzwischen auch ins Schwimmbad gefunden – wobei dann aber weniger gepaddelt wird. Das Brett ist mit Spanngurten am Beckenrand befestigt, und es geht darum, das Gleichgewicht zu halten und verschiedene Übungen zu absolvieren, die Kraft und Ausdauer fördern. Der Aquasport ist super fürs Gleichgewicht, er formt Po und Schenkel, tut Rücken und Kreislauf gut und ist für jedermann geeignet.

Aqua-Step

Auch an Land gehört Step-Aerobic zu den beliebtesten Workouts. Allerdings werden die Gelenke dabei oft belastet. Die weitaus gelenkschonendere Variante ist Aqua-Step, denn durch den Auftrieb des Wassers wird das Gewicht des Körpers reduziert. Das Training kräftigt und formt besonders Beine und Po. Auch als Herz-Kreislauf-Training eignet sich Aqua-Step einfach hervorragend.

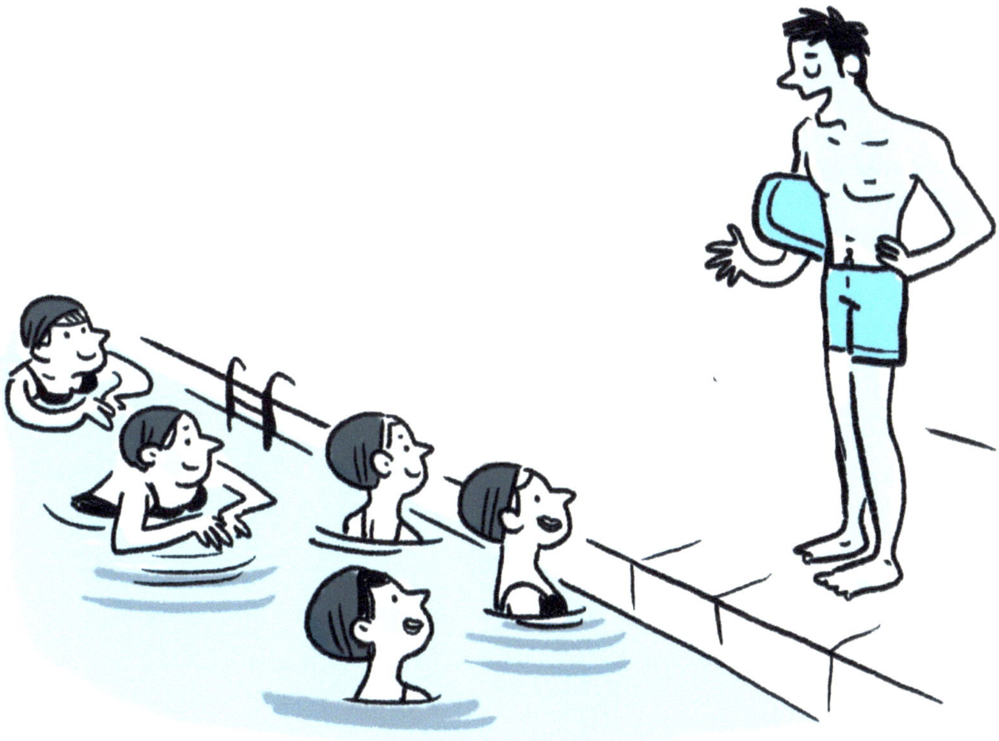

In puncto Ernährung heißt es jetzt: Das Gewicht stabilisieren

In puncto Ernährung gilt es, die Glyx-Diät fortzusetzen, die ja eigentlich kaum einschränkt. Bei Ihren Nahrungsmitteln sollten Sie weiter auf einen niedrigen oder mittleren GI achten. Sie müssen so nicht auf ein angenehmes Sättigungsgefühl verzichten, Sie vermeiden Heißhungerattacken und behalten Ihren Blutzucker und Ihr Gewicht unter Kontrolle. In Gesellschaft, im Restaurant oder bei Feiern sind Ausnahmen natürlich erlaubt. Aber es sollten Ausnahmen bleiben!

Die Stabilisierungsphase

4 goldene Diät-Regeln:

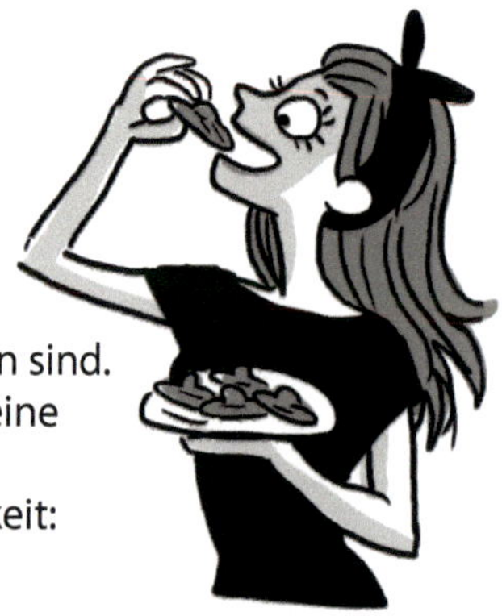

- Bevorzugen Sie ballaststoffreiche Lebensmittel, indem Sie viel frisches Gemüse und Hülsenfrüchte auf den Speiseplan setzen.
- Gehen Sie mit Salz äußerst sparsam um, denn es begünstigt Wassereinlagerungen. Ersetzen Sie Salz durch Kräuter und Gewürze und essen Sie keine Fertigprodukte, da diese übersalzen sind.
- Möglichst nichts zwischendurch naschen! Wenn dennoch der kleine Hunger kommt, sind Gemüsesticks oder Mandeln das Beste.
- Trinken Sie über den Tag verteilt mindestens 2 bis 3 Liter Flüssigkeit: Wasser, grünen Tee, Kräutertee, Brühe …

Meine Aquafitness-Erfolge

Sechs oder mehr Wochen sind verstrichen, seit Sie Ihr Aquafitness-Abnehmprogramm gestartet haben. Zeit für eine Bilanz!

Beginn und Dauer des Fitnessprogramms: ....

Wie viel Gewicht habe ich verloren? (in kg): ....

Wie viel habe ich um Taille und Oberschenkel abgenommen? (in cm): ....

Ich fühle mich fitter (weniger müde, weniger außer Atem), meine Stimmung ist insgesamt besser. ❏ Ja ❏ Nein

Meine Sachen passen mir wieder! ❏ Ja ❏ Nein

Meine aktuelle Kleidergröße: ....

So viel will ich noch abnehmen: ....

Diese Ernährungsfallen gilt es zu vermeiden, wenn die gerade abgenommenen Kilo nicht wieder draufkommen sollen:

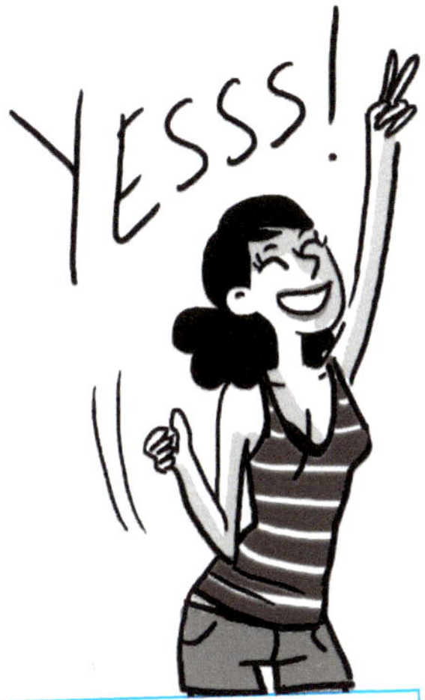

Beim Frühstück:
Bitte keine Weißmehlbrötchen oder Croissants.
Über den Tag:
Kein Eis, keine Chips, keine Snacks, kein Kuchen, keine Kekse …
Beim Mittagessen:
Nichts Frittiertes (auch keinen Fisch), keine Fertiggerichte.
Abends:
Kein Käse, kein fetter Aufschnitt, kein Alkohol.

Diese 5 Aquafitness-Übungen haben mir am besten gefallen:

1. ……………………………………………………………
……………………………………………………………

2. ……………………………………………………………
……………………………………………………………

3. ……………………………………………………………
……………………………………………………………

4. ……………………………………………………………
……………………………………………………………

5. ……………………………………………………………
……………………………………………………………

Anhang

Dank

Herzlich danken möchte ich:
Thomas Laprêle, Bademeister und Aquafitness-Trainer;
Valérie Orsoni, Fitness- und Diätcoach;
Marie-Laure André, Ernährungsberaterin;
Dr. Arnaud Cocaul, Ernährungswissenschaftler;
Dr. Catherine Serfaty-Lacrosnière, Ernährungswissenschaftlerin.
Meinen Freundinnen Justine Andanson, Soasick Delanoë, Pauline Campos, Laure Espieu und Marie Fages, die mir ihre Erfahrungen mit verschiedenen Aquafitnessarten mitgeteilt haben.
Meiner Freundin und Yogaanhängerin Anne Bourdoncle für ihre kenntnisreichen Ratschläge zum Thema Yoga.
Der Zeitschrift *Vital*, die mir ermöglicht, meine Sportleidenschaft zu verfolgen und mit jeder Ausgabe neue sportliche Aktivitäten auszuprobieren.
Meiner Lektorin Juliette Collonge und den Editions Solar für ihre Geduld, ihre Ansprechbarkeit und das Vertrauen, das sie mir erneut entgegengebracht hat.
Und meiner Mutter, die mir meine Liebe zum Wasser geschenkt hat!

Info

Leider werden noch nicht alle der in diesem Buch vorgestellten Aquasport-Trends in jeder Stadt angeboten. Allgemeine Aquafitness-Kurse gibt es jedoch bereits in vielen verschiedenen Städten wie zum Beispiel Berlin, Hamburg, München, Frankfurt, Mainz, Köln, Düsseldorf, Witten, Erfurt, Hannover oder Dinslaken. Wenn Sie sich für einen Kurs interessieren, können Sie in öffentlichen oder privaten Bädern und Fitnessstudios nachfragen, ob und wann Kurse angeboten werden. Oftmals gibt es sogenannte Schnupperstunden, nach denen Sie entscheiden können, ob der Kurs für Sie geeignet ist. Viele Krankenkassen bezuschussen Kurse für Aquafitness, sodass es sich durchaus lohnen kann, wenn Sie bei Ihrer Krankenkasse nach Angeboten für Wassergymnastik nachfragen. Achten Sie, bevor Sie einen Kurs für Aquafitness buchen, darauf, dass der Trainer oder die Trainerin eine entsprechende Ausbildung vorweisen kann.

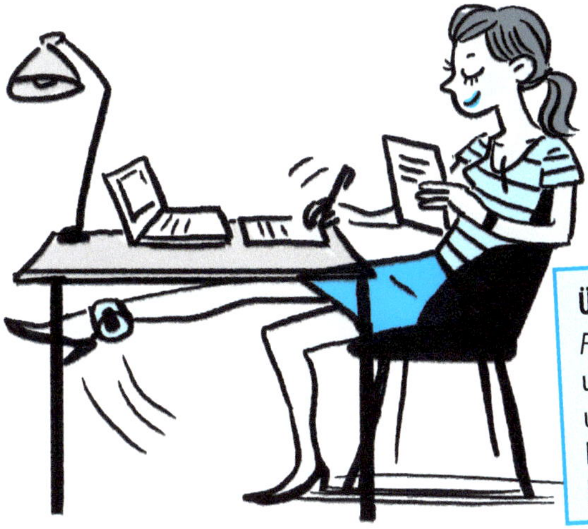

Über die Autorin
Florence Heimburger schreibt für diverse Online- und Printmedien zu den Themen Gesundheit, Sport und Umwelt. Als begeisterte Sportlerin verfasste sie bereits Bücher über Lauftraining, Trailrunning und Regeneration.

Wichtiger Hinweis
Alle Inhalte dieses Buches wurden gewissenhaft erstellt und sorgfältig geprüft, die Übungsanleitungen und Vorschläge haben sich in der Praxis bewährt. Danke, dass Sie in eigener Verantwortung prüfen, inwieweit Sie die Anregungen umsetzen möchten. Eine Haftung für die Resultate vonseiten der Autorin bzw. des Verlags und seiner Beauftragten ist ausgeschlossen.

2. Auflage 2025

Die Originalausgabe ist erstmals 2016 bei Éditions Solar, Paris, erschienen.
Titel der französischen Originalausgabe: *Mon cahier Aquafitness*

Umschlaggestaltung: Veronika Preisler, München, unter Verwendung des Originalmotivs von Isabelle Maroger
Innengestaltung und Satz: Veronika Preisler, München
Druck und Bindung: CPI, Leck
ISBN 978-3-95736-088-5

Ansprechpartner für Produktsicherheit
Europa Verlage GmbH
Monika Roleff
Johannisplatz 15, 81667 München
Tel.: +49 (0)89 18 94 733-0
E-Mail: info@europa-verlag.com
www.scorpio-verlag.de

MIX
Papier | Fördert gute Waldnutzung
FSC® C083411

Der Umwelt zuliebe
- produzieren wir zu über 90 % in Deutschland
- achten wir auf kurze Transportwege
- drucken wir auf Papier aus nachhaltiger Waldwirtschaft und anderen kontrollierten Quellen

Übungshefte für gute Gefühle

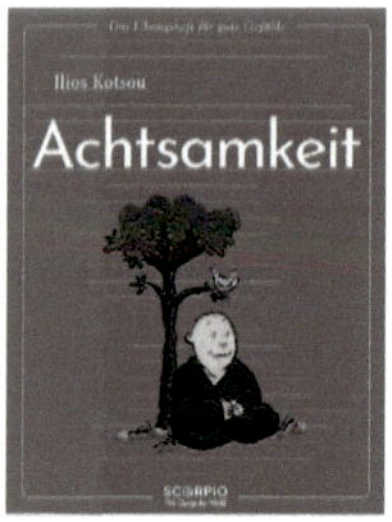

ISBN 978-3-95803-467-9
Best.-Nr. 282-03467

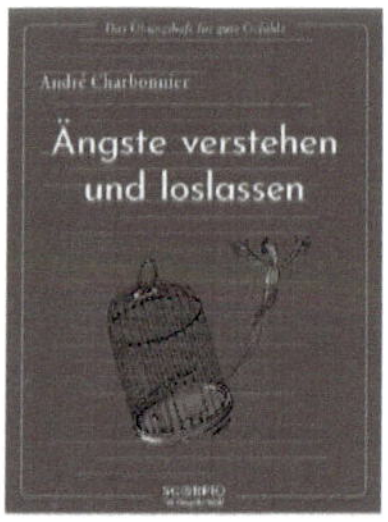

ISBN 978-3-95803-537-9
Best.-Nr. 282-03537

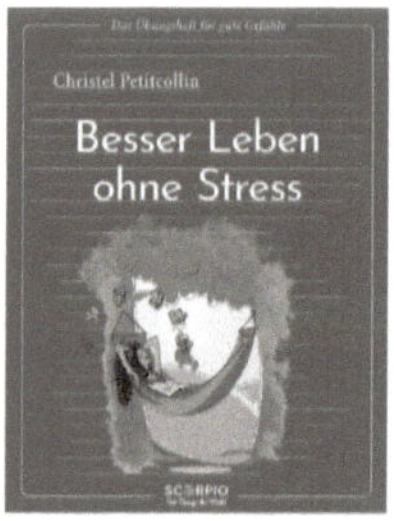

ISBN 978-3-95803-609-3
Best.-Nr. 282-03609

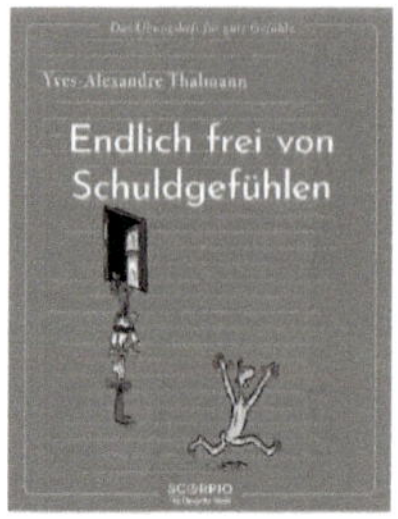

ISBN 978-3-95803-540-9
Best.-Nr. 282-03540

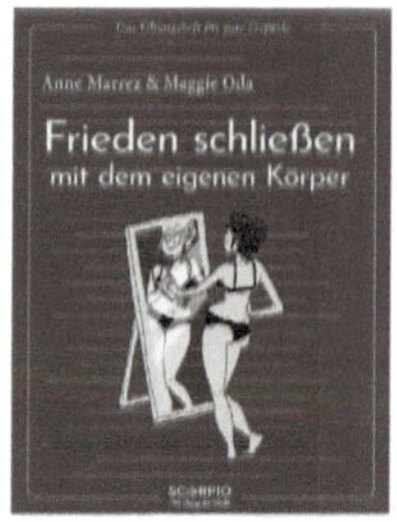

ISBN 978-3-95803-476-1
Best.-Nr. 282-03476

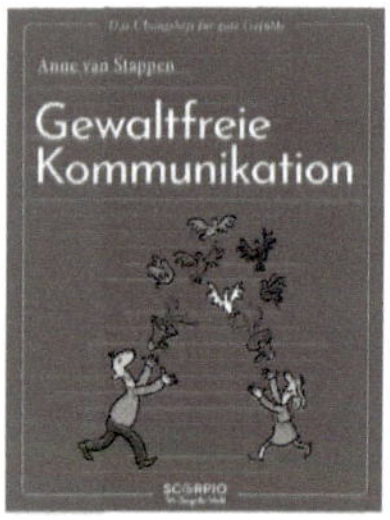

ISBN 978-3-95803-468-6
Best.-Nr. 282-03468

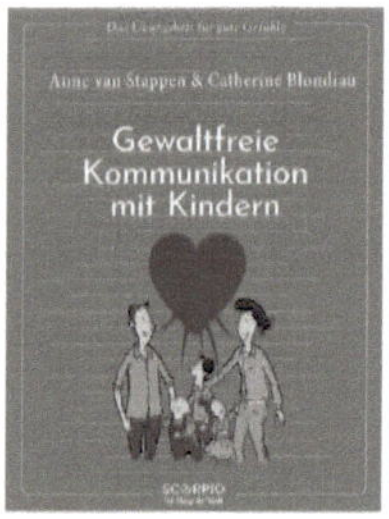

ISBN 978-3-95803-536-2
Best.-Nr. 282-03536

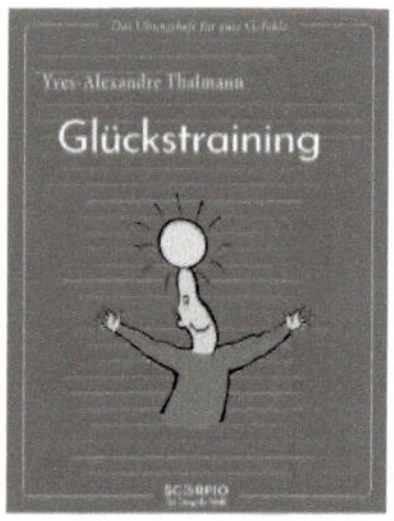

ISBN 978-3-95803-473-0
Best.-Nr. 282-03473

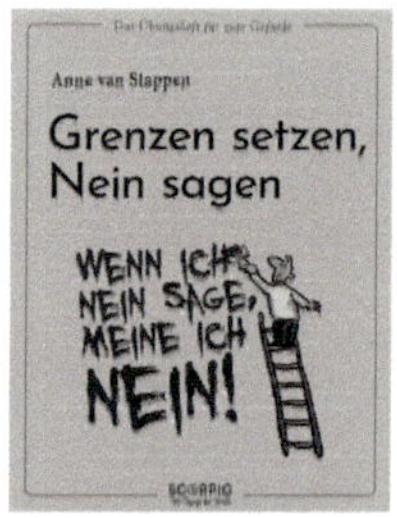

ISBN 978-3-95803-469-3
Best.-Nr. 282-03469

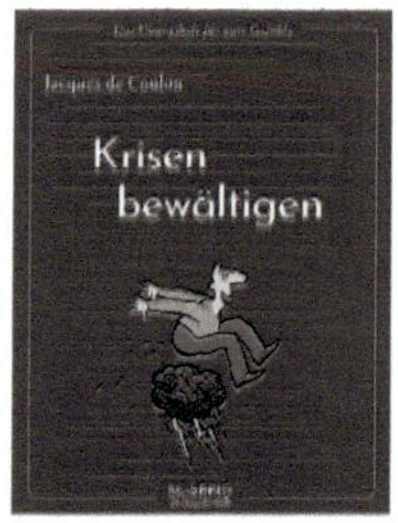

ISBN 978-3-95803-541-6
Best.-Nr. 282-03541

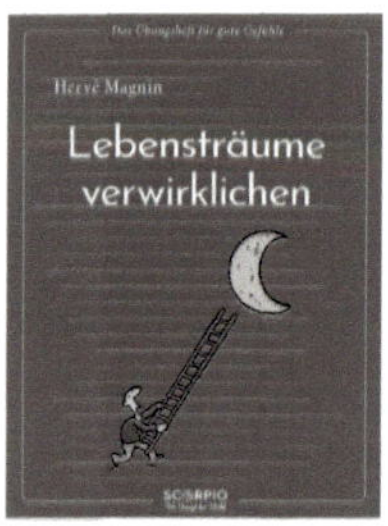

ISBN 978-3-95803-562-1
Best.-Nr. 282-03562

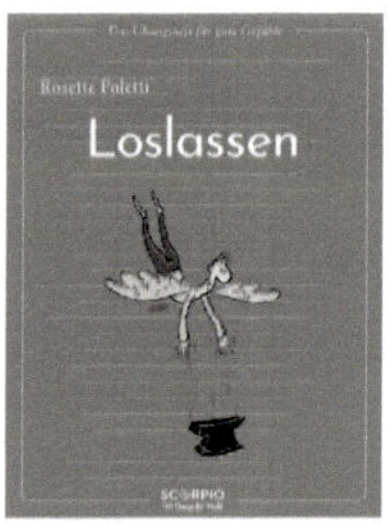

ISBN 978-3-95803-474-7
Best.-Nr. 282-03474

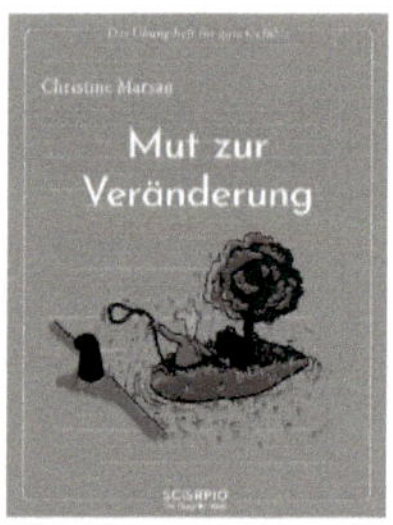

ISBN 978-3-95803-538-6
Best.-Nr. 282-03538

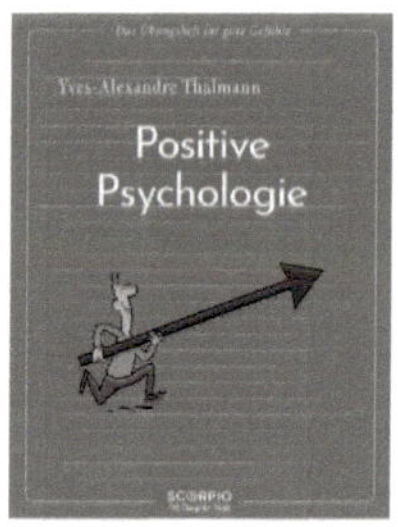

ISBN 978-3-95803-543-0
Best.-Nr. 282-03543

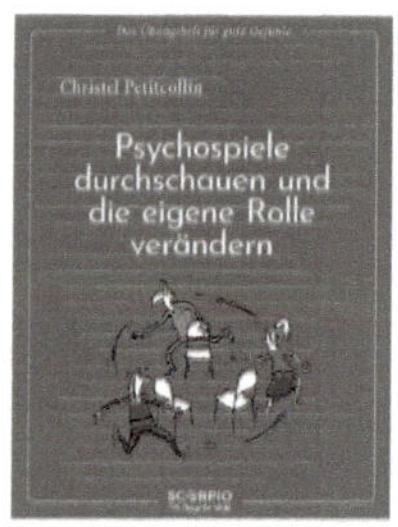

ISBN 978-3-95803-608-6
Best.-Nr. 282-03608

www.scorpio-verlag.de

Unsere lieferbaren Titel

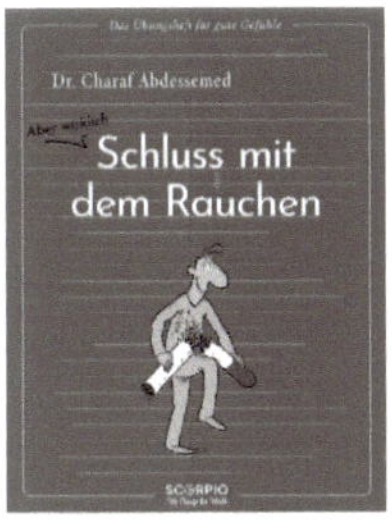

ISBN 978-3-95803-606-2
Best.-Nr. 282-03606

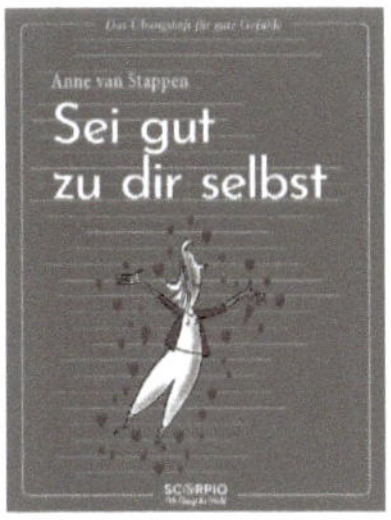

ISBN 978-3-95803-470-9
Best.-Nr. 282-03470

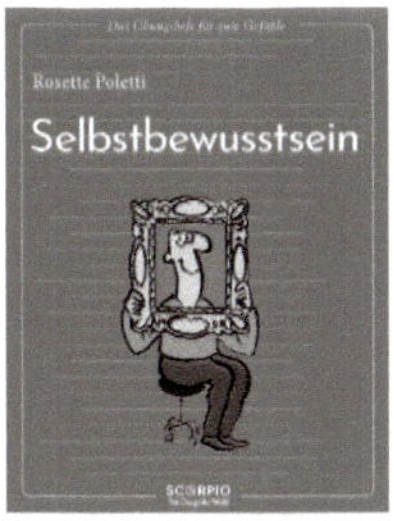

ISBN 978-3-95803-471-6
Best.-Nr. 282-03471

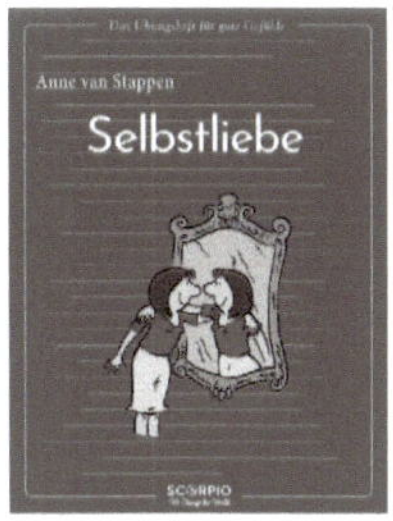

ISBN 978-3-95803-475-4
Best.-Nr. 282-03475

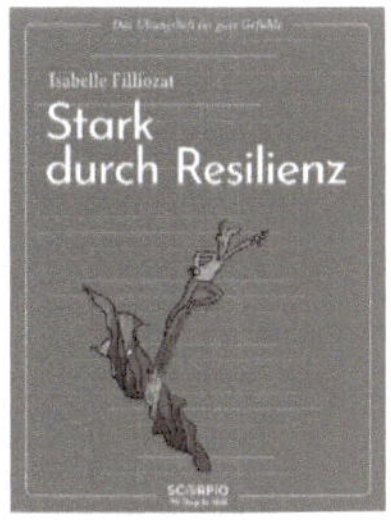

ISBN 978-3-95803-472-3
Best.-Nr. 282-03472

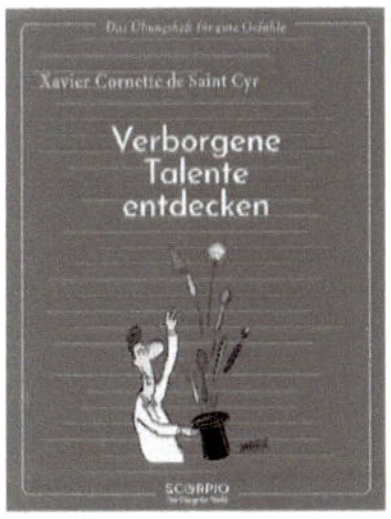

ISBN 978-3-95803-544-7
Best.-Nr. 282-03544

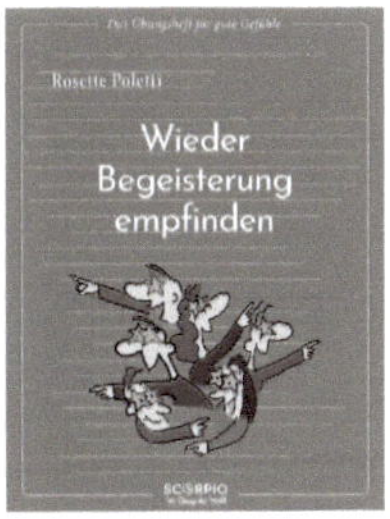

ISBN 978-3-95803-563-8
Best.-Nr. 282-03563

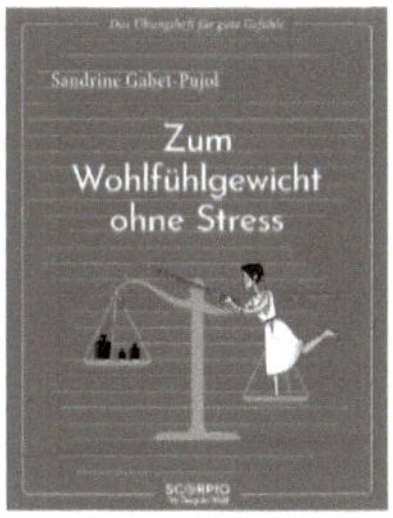

ISBN 978-3-95803-607-9
Best.-Nr. 282-03607

Alle Bände 64 Seiten | Broschiert, zweifarbig | 17 × 22 cm

Lebenshilfe auf den Punkt gebracht

Achtsamkeit hilft uns, mit den Herausforderungen des Lebens geschickter umzugehen – und dabei die kleinen Freuden des gegenwärtigen Augenblicks aus vollem Herzen zu genießen. Die kompakten Pocketguides bieten einen unkomplizierten Einstieg: Eine Fülle an Übungen und Impulsen zeigt, wie sich Achtsamkeit konkret im Alltag umsetzen lässt.

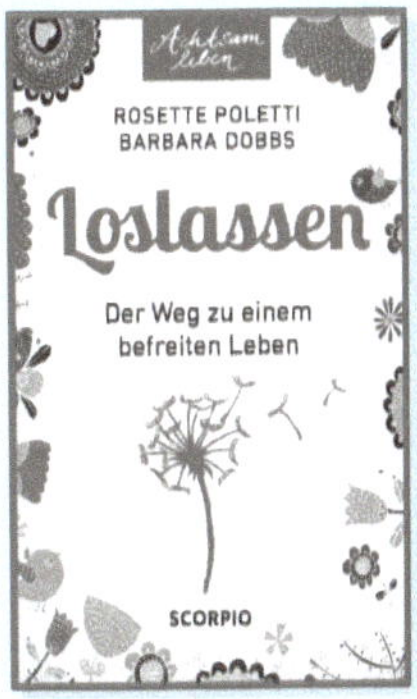

ISBN 978-3-943416-94-7

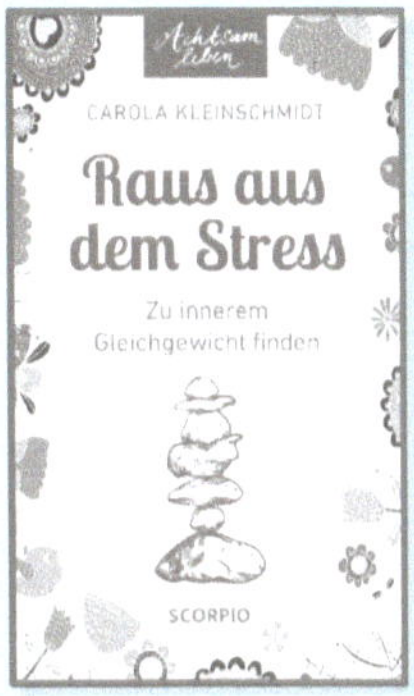

ISBN 978-3-95803-613-0

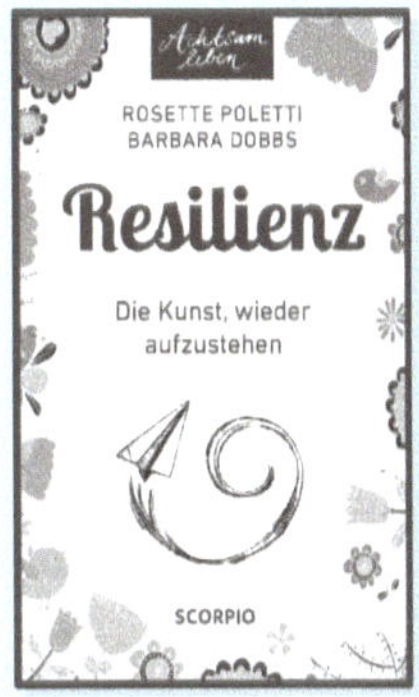

ISBN 978-3-943416-92-3

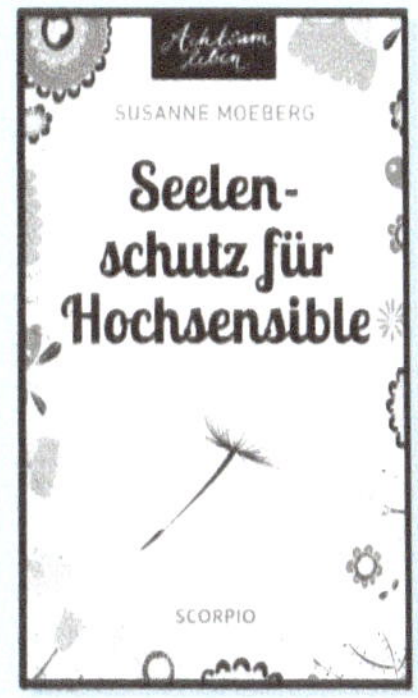

ISBN 978-3-95803-080-0

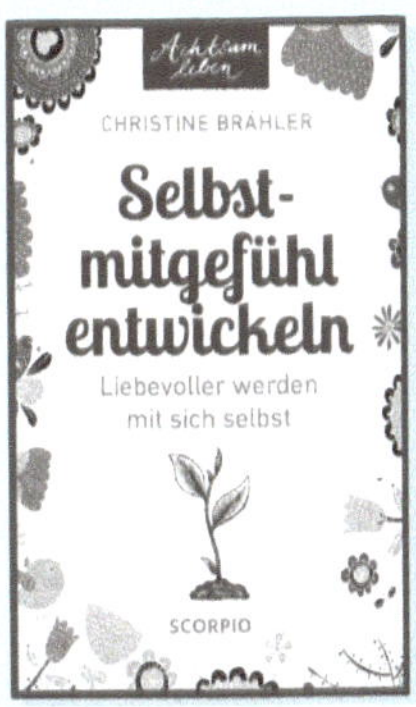

ISBN 978-3-95803-009-1

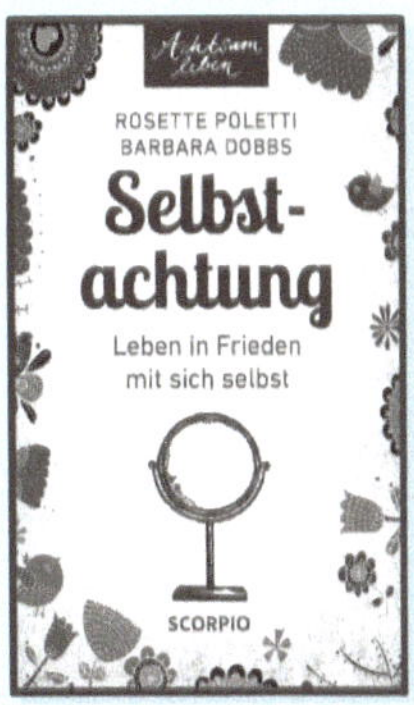

ISBN 978-3-943416-93-0

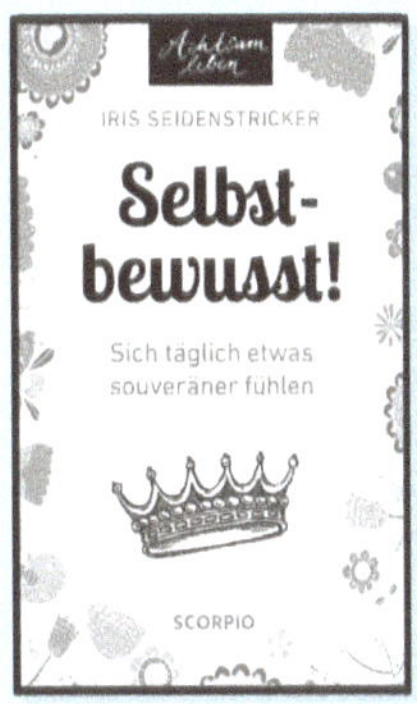

ISBN 978-3-95803-564-5

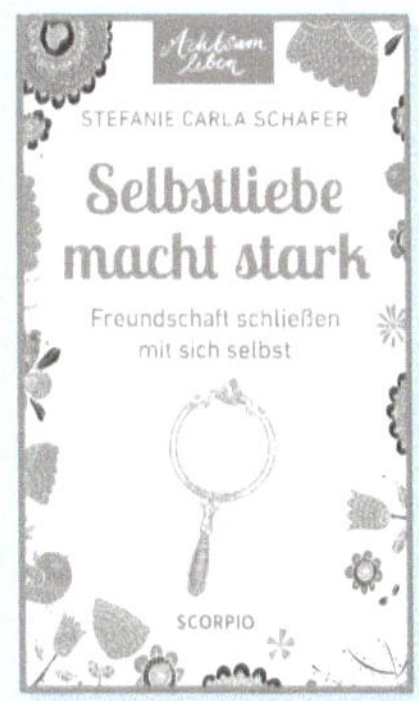

ISBN 978-3-95803-614-7

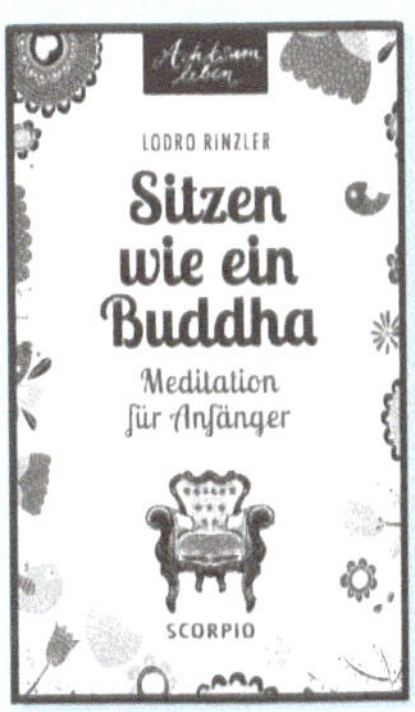

ISBN 978-3-95803-032-9

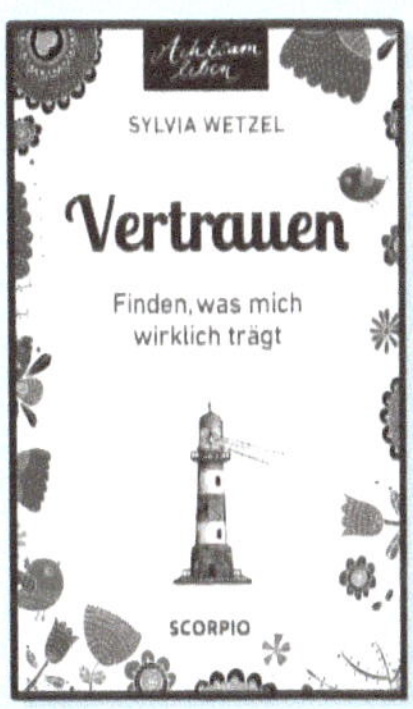

ISBN 978-3-95803-029-9

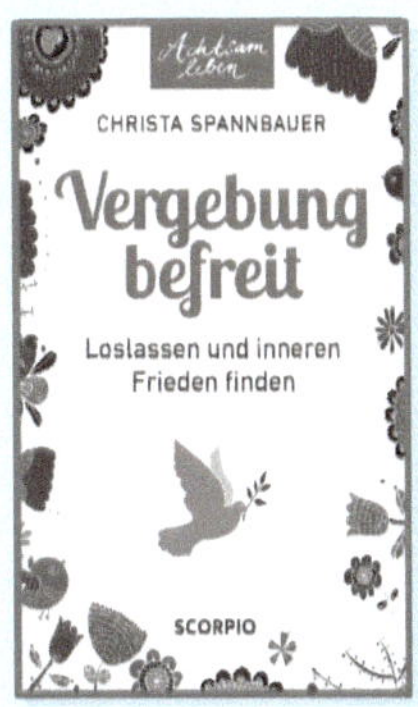

ISBN 978-3-95803-089-3

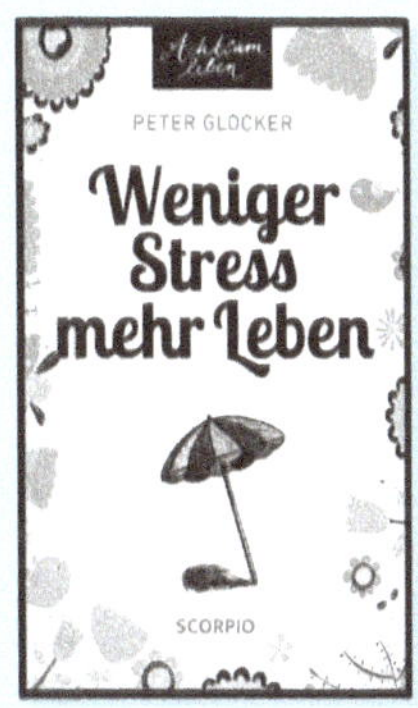

ISBN 978-3-95803-030-5

Alle Bände 112 oder 128 Seiten | Broschiert, zweifarbig | 10,5 × 17,5 cm